岩波現代文庫

# 聖路加病院
# 生と死の現場

早瀬圭一
*Keiichi Hayase*

社会 321

JN053611

岩波書店

# 目次

写真提供
学校法人　聖路加国際大学　学術情報センター　大学史編纂・資料室、
細谷亮太、押川真喜子、井部俊子、石松伸一、高野真優子各氏

# プロローグ

午後七時ちょうどになると、まず理事長の日野原重明《ひのはらしげあき》が、正面の舞台に上がった。舞台右端に座る細谷亮太《ほそやりょうた》が立ち上がって一礼する。日野原は軽く会釈を返して、ノートのような分厚いメモを取り出した。一〇一歳になったばかりの日野原は、前日一泊で地方講演に行ってきたはずだが、疲れた様子もない。声は力強く、よく通る。

二〇一二年一二月一三日、東京・虎ノ門のホテル・オークラ本館平安の間。聖路加国際病院の副院長・小児医療総合センター長を務めてきた細谷亮太の定年退職記念パーティーは、定刻の約一〇分前には四五〇人を超える人々が集まり、熱気にあふれていた。

細谷は一九七二年に東北大学医学部を卒業。すぐ聖路加国際病院に研修医として入り、今日に至っている。日野原は手にしたメモにはほとんど視線を落とさず、四〇年前に研修医として聖路加に来た細谷が小児がんを生涯の研究テーマに選んだ頃のことから、テキサス大学に留学したいきさつまで、詳細かつ正確に披露してみせた。親子かそれ以上、年が離れているうえ、細谷が聖路加に入った前年に日野原は実質的な院長職である院長代行になっている。博覧強記の日野原はひとりの研修医のことまで細かく記憶していたのか。いや、細谷が目立つ存在だったからに違いない。

「細谷先生は子どもが好きで、子どもたちから人気がありました。ついでに若い女性看護師さんたちからも慕われていたのはちょっと心配でしたが……」

などとユーモアも交えて、日野原の祝辞は二〇分近く続いた。

黒のダブルに身を包んだ細谷は、いつもの穏やかな表情で、心もちからだを傾けるようにして日野原の話を聞いている。

壇上に、院長の福井《ふくい》次矢《つぐや》が立った。そして、まず「細谷先生は来年一月二日に六五歳の定年を迎えられますが、その後も特別顧問として残っていただき、小児医療総合センター長は引き続きお願いいいたします」と発表した。

福井は京都大学医学部を出て聖路加国際病院で研修医となった。細谷の四年後輩である。福井が京都から上京して聖路加に入った翌年、細谷は米国へ留学している。

「そのときの、輝いた細谷先生の顔が昨日のことのように思い浮かびます」

平成一七(二〇〇五)年、日野原の後を継ぐ一〇代目の院長として京大大学院教授から聖路加国際病院に着任した福井は、細谷の業績を淡々と披露する。煩雑で微妙な課題も多い倫理委員会の責任者のような仕事もしていただいた、などと具体的な例をあげ、

「細谷先生は実に多才な人で、あらゆる方面で才能を発揮された。しかし皆さん、聖

路加には細谷先生のような方はたったひとり。他はごく平凡な、普通の医者ばかりです」

と締めくくって来場者の拍手喝采を浴びた。

たしかに、細谷の活動は病院の中にとどまらない。たとえば、一九八八年に、小児がんを告知された子どもたちが寝食をともにするキャンプを、仲間の小児科医たちとともにスタート。この活動が縁となって一本の映画が生まれた。『風のかたち』(監督・伊勢真一)。キャンプの子どもたちを一〇年間にわたって撮影した秀作である。これに続いて伊勢が監督した映画『大丈夫。――小児科医・細谷亮太のコトバ――』は、「二〇一一年第八五回キネマ旬報文化映画ベスト・テン」で第一位を受賞。映画の中には、細谷の遍路姿も映っている。

二〇〇二年(平成一四年)に細谷は三〇年勤続の表彰を受け、二〇万円と一〇日間の休暇を貰った。使い途を少し思案した後、四国八十八所めぐりを「すべて歩き通して」やり遂げよう、と思いついた。これまで看取った多くの小児がんの子どもたちの名簿をリュックに入れ、翌年春から歩き始めた遍路は、一〇年かけて、六五歳のときに結願している。険しい山間で道に迷うこともあったし、急斜面の下り坂で倒れたこともあった。どこを歩いていても小児がんの子どもたちのことが頭の片隅から離れなかった――。

福井に続いて、ひとりの男性が壇上で杯を掲げた。乾杯の音頭をとったのは、細谷が研修医時代の小児科部長・西村昴三《にしむらこうぞう》。細谷を小児がん治療への道に導いた人である。

細谷がアメリカ南部のテキサス大学M・D・アンダーソン病院へ留学したのは一九七七年一二月のこと。そこで白血病、骨の腫瘍、脳腫瘍など小児がんの発症と治療に関する最先端の研修を受けた。当時を思い浮かべているのか、細谷はときどき西村の方へ感慨深げに目をやる。

壇の下、ほぼ中央では、救急部長の石松伸一《いしまつしんいち》が、じっと話に聞き入っていた。

地下鉄サリン事件(一九九五年)の二年前に倉敷市の川崎医科大学附属病院から聖路加国際病院に転じ、発足直後の救急部へ着任した石松は、ちょっとした偶然から細谷と親しく接するようになった。以来、何でも話し、ときには悩みや相談に乗ってもらう年の離れた兄か叔父のような存在である。石松はこの日から約二カ月後の二〇一三年三月一日付で、副院長(救急部長兼務)に昇格することになる。副院長としては細谷の後任となる格好だが、このときは本人も含め、誰も知らない。

壇上では次々と祝辞が続いている。

談笑する人ごみの後ろから、パンツルックの女性が会場中央へ近づいてくる。聖路加看護大学(平成一四年四月一日から病院と合併し、聖路加国際大学となる)学長の井部俊子《いべとしこ》である。大学や学長室で接するのと違って、打《う》ち解《と》けた雰囲気だ。

井部は、新潟といっても富山県境に近い糸魚川《いといがわ》で一九四七年一月三日に生まれた(細谷は一九四八年一月二日生まれ）。糸魚川高校から聖路加看護大学に進学。そのまま聖路加国際病院に看護師として入り、外科病棟に配属された。

井部は看護師になってからも、書物を読むために時間をさいた。まだ病院が新しく建て替わる前、最上階にペントハウスのような図書室があった。その中に七、八人分のブースがあり、井部はそのひとつを頻繁《ひんぱん》に使っていた。専門書や文献を大量に持ち込み、仕事が終わると夜遅くまで過ごす。と、いつの頃か隣にも同じように夜遅くまで勉強している男がいることに気づいた。小児科の研修を終えたばかりの細谷であった。小児科に同期の親しい看護師がいたので細谷の顔は知っていたし、会えば挨拶ぐらい交わしたが、面と向かって話をするのはこの夜がはじめてであった。細谷もブースを自分の書斎のように使っていて、ときには泊まり込むこともあるらしかった。

お互いに二十代の終わり頃のことである。その頃も若い医師や看護師はオーバーワーク気味で、読書や論文書きに費やす時間はなかなか取れない。夜遅く仕事を終えて家に帰る時間が惜しい。できることなら、勉強に充てたい。ペントハウスの図書室はもってこいの空間だった。それまで井部は、細谷を若い医師のひとりとしか見ていなかったが、ペントハウスで出会って以後、見る目が変わった。細谷の方も同じだった。

石松から少し離れたところで、井部は細谷への祝辞を聞いていた。時間が経つに従い、会場全体にざわめきが広がり、会話が聞きとりにくくなってきた。祝辞の途中にもかかわらず、壇上に座っている細谷に握手を求めに行ったり、乾杯を交わしたりする人もいる。司会者が「お静かに」と呼びかけるが、すでにビール、ワイン、シャンパンとアルコールが行き渡っており、静止の効果は期待できない。

「みんなスピーチが長すぎるよ」そう思っていた井部を目指して、小走りで、人をかき分けるようにして近づいてくる女性がいる。訪問看護ステーションのトップ、押川真《おしかわま》喜子《きこ》だ。「さっきから探していたのよ」。満面に笑みを浮かべている。

一九九二年五月、聖路加国際病院は、訪問看護専門の訪問看護科を創設した。当時三二歳になったばかりの押川は、訪問看護科の責任者であるマネジャーに就任した。

発想が自在で行動力があり、どんな患者にも真正面から向き合う。自分の主張が正しいと思えば、上司に対しても徹底的に自説を繰り広げる。そんな押川を人は〝カリスマ看護師〟と呼ぶ。聖路加看護大学の卒業年次では井部よりはるかに後輩だが、現場の看護師としては対等のつもりである。

訪問看護科ができてしばらく経ったある日、細谷が押川のところへやってきた。訪問看護科は小児科と同じ棟の二階、チャペルの隣にある。

悪性腫瘍にかかった患児の中で、どうしても治らない子どもについて相談があるんだ。病院で治療するのもいいけど、残された時間は、なんとかもっと伸び伸びと、質の高い生活をさせてあげたい。それには住み慣れた家で過ごすのが一番だと思う。家にいてお母さんや子どもたちが不安にならないように、訪問看護の力が必要なんだ。協力してくれないか――。

小児がんの子どもたちへの訪問看護はこうしてはじまった。

あれから二〇年、目の前ではタッグを組んで在宅での看取りを続けた細谷の退職記念パーティーが行なわれている。押川は一瞬、声をあげて泣きそうになったがぐっとこらえた。井部の腕をとり、引っぱるようにして人ごみをかき分けると、誰かと談笑している細谷の前へと進み、「ヤホッ」とVサインをしてみせた。

退職記念パーティーから二週間ほど経った一二月二五日、細谷は聖路加国際病院本館二階、チャペルの壇上に立った。

院内の医師、看護師、職員を対象に、毎月ゲストスピーカーを招く「聖路加円環講座」。一回目と同じく、この年の最後を締め括る一三回目の講師も、細谷が務めることになったのだ。大学でいえば「最終講義」に当たる講演である。

午後六時三〇分、定刻を迎えた会場は、約二〇〇人の医師や看護師、職員たちでほぼ満員になっていた。席が足りず、補助椅子が次々に持ち込まれる。

登壇した細谷は、来場者にあらかじめレジュメを配ってから、おもむろに口を開いた。

〈共感――他人の心の動きに対する無関心や無知は、現実に対する関係をまったくゆがめてしまい、人を盲目にしてしまう。アダムとエヴァの時代からこのかた、つまり、ひとりの人間がふたりの人間になってからこのかた、他人の身になってみようとしなかった者、他人の目で見ようと試みることによって自分の真の状態を知ろうとしなかった者、そういう者は誰ひとりとして生きながらえることはできなかったのだ。他人の感情生活に想像力をはたらかせて、それを察知する技術、つまり、共感というものは、自我の限界を打破するという意味で賞讃すべきものであるばかりでなく、自己保存の欠くべからざる手段なのである〉

トーマス・マンの『ヨゼフとその兄弟たち』の一節である。

背後の大画面に、映像が映し出された。原節子、笠智衆、東山千栄子――小津安二郎の『東京物語』である。細谷はそれに目をやりながら、日常生活のちょっとしたディテールが、生きている人間には大切だと話した。次いで『赤ひげ』。画面には、三船敏郎と加山雄三があらわれた。細谷は高校生のときこの映画を見て、祖父や父と同じ医師になろうと決めたという。

パワーポイントを操作するのは細谷の長男で、聖路加国際病院小児科医の細谷要介。要介は二〇〇二年三月、祖父、父と同じ東北大学医学部を卒業して、日本赤十字社医療センター小児科研修医《インターン》、国立成育医療研究センター総合診療部研修医《レジデント》、同血液・腫瘍科フェローを経て、一一年四月から聖路加の小児科に勤務している。

細谷らしい講演だった。

どうして医者になろうと思ったのか。小学生時代のこと。来る日も来る日もホルマリン漬けの死体を解剖していた大学の日々。研修医時代の体験。医師になった以上、死にゆく人と向き合うのは当然なのに、最近の研修医の中にはそれを忌避しようとする者がいる——細谷は、小児がん克服に向けて過ごした自らの四〇年を淡々と振り返った。

今、国内では年間約四〇万人が、がんを発症する。そのうち二〇歳までの子どもは三〇〇〇人ぐらいだ。子ども一万人に一人強ぐらいの割合である。稀な病気と言っていい。おとなのがんには、環境や生活習慣が大きく関与し、そのほとんどが粘膜表面や皮膚から発生する癌腫である。だから、まず外科で患部を切除することになる。取りきれなかったり、再発したりすると、化学療法や放射線治療、緩和医療などが係わることになる。

一方、小児がんの原因は、成長に伴う活発な細胞増殖が関係しているのではないかとみられており、ほとんどが筋肉、骨、神経、血液などから発生する肉腫である。親のせいでも、本人のせいでもない。発育に伴い、一定の割合で罹患者が出てしまう病気なのだ。リンパ組織の発育の著しい幼児期には急性リンパ性白血病が多く見られ、骨の発育が盛んな思春期には骨肉腫が多発する傾向にある。

小児がんの八〇パーセントは、見つかったとき、すでに全身に広がっている。少しでも早く治療を始める方がいい。かつては「不治の病」といわれていたが、今では、進行していても、手術で全部の腫瘍を取りきれない場合でも、抗がん剤や放射線照射によって七〇―八〇パーセントは治る時代になっている。

時代は変わり、対処すべき状況も複雑化しているが、医療機関に職を得た以上、忙しさに流されて日々を生きるのではなく、目的意識を持って働いてほしい。一日に一度、プロとして意識的に仕事ができたかどうか、振り返ってみてほしい。最終講義に臨んだ細谷は、後輩たちにそう語りかけて、この日の講義を締めくくった。

# 1
# 小児科医を貫く

## 細谷亮太

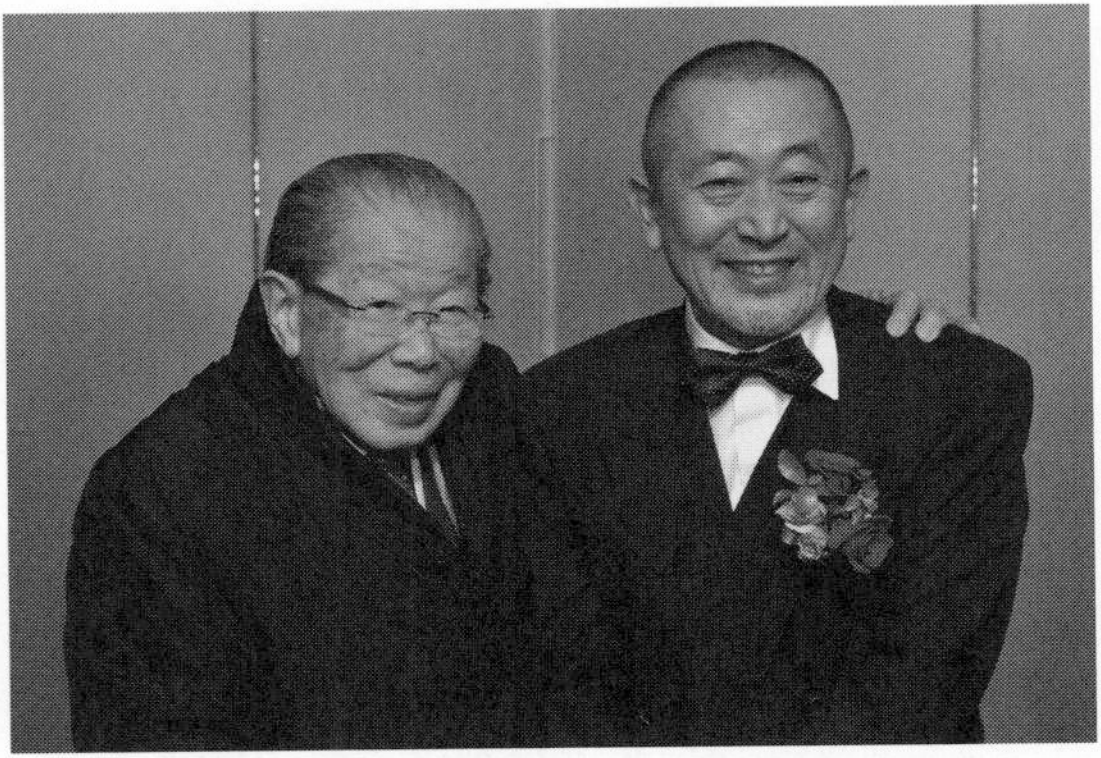

退職記念パーティーでの細谷亮太．左は日野原重明理事長．
2012 年 12 月．

祖父、父と、二代にわたって地域の人々の健康を見守ってきた細谷医院は、二〇〇六(平成一八)年一二月に区画整理で取り壊されて近くに移転するまで、一〇〇年の間、山形県西村山郡河北《かほく》町谷地《やち》北口にあった。山形新幹線さくらんぼ東根駅から車で一五分、山形空港からも同じくらいだ。最上川に近い県中央部に位置している。

玄関には昔の銭湯の入口のように式台。左側に受付の小窓、中央の廊下を挟んで右側が畳の待合室、左側が洋風の診察室。天井の梁に白磁の碍子《がいし》が取り付けられ、電線が張られていた。玄関の上は吹抜けで、上半分に明治の板ガラスを使った雨戸が並ぶ――地方の古い街には医院や写真館、土蔵造りの商店など、文化財として残しておきたいようなものがあるが、細谷医院もそんな趣のある建物であった。

祖父も父も、この診療所で患者を診た。

ふたりとも、もうこの世にはいない。

父が死んだのは、二〇〇八(平成二〇)年三月八日だった。

その週の木曜日朝四時に、山形の妹から、父の容態が良くないという電話があった。医師である義弟が電話に出た。二日ほど前から風邪気味だったが、急に咳がひどくなり、抗生剤の点滴をしているという。すぐに行く、と返事して支度し、早朝の新幹線に飛び乗った。さくらんぼ東根駅までの三時間半は近い距離ではない。だがいつも以上に長く感じられた。

この年、細谷は還暦で六〇歳。父は三回り上の子年で、誕生日が来れば九六歳になる。母は父より一回り年下で子年。細谷の妻も同じ子年である。父は年賀状に「今年は私達夫婦と息子夫婦と四匹のネズミが揃って自分達の年を迎えます」と書いた。数日前に帰省したときは、ワイシャツにネクタイ、カーディガンの「オヤジの正装」でまったく普段と変わらなかったのに……。

細谷が実家に戻るまでの間、診療所を手伝ってくれている親友が手を尽くしてくれたおかげで、息のあるうちに父に会えた。日付が変わる五分前に、父は静かにこの世を去った。旧暦如月朔日、新月の夜である。立派な死に顔だった。自分も、こんな顔をして死にたいと思った。

細谷は、父が九日になる前ぎりぎりに没したことに運命的なものを感じた。日付が変わっていたら、父は細谷家の過去帳九日の欄、つまり一番そばに居たくない祖母(祖父の三人目の妻)の横に戒名を連ねたはずだったからだ。

## 祖父、父、母

祖父は済生学舎(日本医科大学の前身)を二〇歳で卒業。西洋医学を学び、出身地に近い温泉町で開院したところ、近隣から患者が押しかけるほど繁盛した。そんな忙しさを紛《まぎ》らわせるためか、派手に芸者遊びをするようになった。祖父の二度目の妻だった祖母はたまりかねて、ふたりの息子を連れて実家に逃げ帰る。しかし長男の父だけが策略によって、祖父の元に連れ戻されてしまう。以後、父が再び実母と暮らすことはなかった。幼い父は祖父と親密な芸者に母親役をしてもらい、その芸者が亡くなった後は置屋の娘に世話になった。

宮城県の鳴子温泉で生まれた父は、長じて東北大学(当時は東北帝国大学)を卒業した。消化器内科の医局に入ったがすぐ召集され、満州で終戦まで過ごした。父の口から戦争中の話は聞いたことがないが、満州で傷病兵の手当てをしていたらしく、面倒を見てもらったという人たちが戦後よく訪ねてきた。歩けないほど衰弱していた父を、患者だった兵隊たちは両脇を抱えるようにして船に乗せたという。復員した父は、山形県・谷地町に移った細谷医院を黙って継いだ。

父は必ずしも帰還を望んではいなかったのではないか。荒廃してしまっただろう母国、日本。そこに残っていた祖父は病気がちで、身近には何番目かのお妾さんがいた。

横浜で生まれ育った母は自分の父の転勤で仙台に移り住み、細谷の父と見合いをして結婚した。父は、北の町に住み馴れない母が実家に帰ると言い出すだろうと思っていた。

母はミッションスクールの卒業だった。見知らぬ地で四人の子どもを育て、夫にも尽くした。細谷が夫と同じ東北大学医学部に合格したときは、誰よりも先に喜んでくれた。その母がいちばん苦労したのは、姑との関係ではなかったか。細谷の父に育ての母が何人かいたことは先に触れた。母は複数の姑に仕えたわけだ。さまざまな苦労があったはずだが、子どもたちには愚痴ひとつこぼしたことがない。

そんな母の本棚に「羽仁《はに》もと子著作集」があった。奥付には昭和七年発行とある。羽仁もと子は自由学園の創始者。昭和のはじめから男女平等の民主主義を唱えていた。布張りの表紙はボロボロだ。繰り返しページを繰る母の姿が目に浮かぶ。

裁縫、編み物――母は手仕事が好きだった。区画整理で立ち退くため、兄妹四人が使っていた二階の部屋を整理していると、年代物の大きな長持ちから子どもの頃の衣類がきちんと畳まれたまま出てきた。妹たちは、いつも母が手作りしたお揃いの洋服を着ていた。細谷も中学生になるまで既製服を着たことがなかった。

父も医師として町の人たちから尊敬され、頼りにされる存在であった。冬の雪深い日に最上川を渡し舟を操って往診に行くこともあった。子どもたちの夕食を済ませた後、母は手を動かしながら、父の帰りを待つ。夜遅く、父がマントの雪を払いながら帰ってくると、母は急いで温かい食事の準備をしていた。

母は料理も得意だったから、その記憶は食べ物に結びつく。横浜育ちの母はステーキを焼くのも上手で、父はそれを楽しみにしていた。

蒸しパンは物の無かった時代の細谷家のおやつの東の横綱。小麦粉、卵、そこに診察室の隣の薬局から持ち出したブドウ糖と重曹を混ぜて、弁当箱に流し入れ、蒸《ふ》かし缶で蒸す。西の横綱は揚げ菓子代表のドーナッツ。抜き型の代用の茶碗と杯で生地を抜いた。

夏の名物は「だし」。朝食の前に細谷が裏の畑へ行って、きゅうり、茄子、唐辛子、紫蘇、葱、茗荷を採って来る。母がすべてみじん切りにする。大きな器に入れ、たっぷり鰹節をかけて醤油を注ぐ。それをアツアツのご飯にかけて食べる。何杯でもお代わりしたくなる。

冬は納豆汁と「ひっぱりうどん」。納豆汁は、けんちん汁ふうの具だくさんの味噌汁に、摺《す》り鉢でペースト状にあたった納豆をとき入れ、柚子や七味を加える。グツグツ煮えたひっぱりうどんは生卵、納豆、鰹節、葱、醤油、海苔などを混ぜたつゆで食べる。春は最上川の土手に蓬摘みに行き、草餅を作ってもらった。

細谷は虚弱児だった。心配した両親は、夏が来ると、鶴岡から海の方に下った温海《あつみ》という温泉町に転地療養させた。

引率は祖母である。戸籍の上では祖父の三人目の妻、最後のつれあいだった。元芸者の祖母にとって、細谷の転地療養は自分の湯治でもある。毎年二〇日間ほど、温泉町の中心にある温海ホテルで過ごす習わしだった。

母はこの姑に苦労させられた。晩ご飯を終えた祖父と姑が母屋から別棟の離れに帰った後の一刻が、母の寛《くつろ》ぐ唯一の時間である。だから、姑のいない夏のひとときは、母にとっても命の洗濯になっていたのではないか。姑がこの世を去ったとき、細谷が作った句がある。

万緑や母をいじめし人を焼く

転地療養の効果はてきめんだった。海と川と山。子どもが夏の間、身体を鍛えるにはもってこいの環境である。同年輩の子どもたちもたくさんいて、退屈しなかった。何年か経つうちに、細谷の身体はすっかり丈夫になった。

## ある事件

小学校に入った頃、細谷はシュバイツァーやリンカーンの伝記を読み、漠然とだが、将来は困っている人たちのためになることをしたい、と考えるようになっていた。ところが、小学校四年生のとき、思いがけないことから、世の中はそんなに単純ではないことを知る。

戦後の貧しさから抜けきっていない頃だった。台風や水害があると、みんなで義援金や物資を出し合っての助け合い運動が行なわれていた。学級委員の細谷は小学生新聞でそのことを知り、クラスの友達と話して、古い衣類や毛布を持ち寄ることにした。クラスには困っている家の子も何人かいたのを知っていたから、誰が持ってきたのかわからないように教室の後ろに段ボール箱を置いた。集まった援助物資は町役場に届けられ、役に立ったはずである。

ところが、一カ月ほど経ったある日、細谷は父の机の上に置かれていた匿名の封書を偶然見つけた。差出人のない封筒に自然に手が伸び、ついつい盗み見してしまった。

その手紙は筆圧の強い走り書きで、「学級委員の細谷が偽善的な行為をしたいがために、同級生に援助物資を持って来いと強要した」という意味のことが書かれてあり、両親の教育を非難していた。

その人の子どもは、家に帰って「学級委員が必ず何か持って来いと言った」とでも伝えたのだろうか。細谷は茫然とその場に立ち尽くした。身体中の血が冷たくなるような感じがした。物を持って来られない子がクラスで恥をかきたくない一心で、嘘をついてしまうところまで思い至らなかった。ショックだったが、手紙を無断で見たのだから、父にも言えない。

良いことをするのは難しい。特に、皆の見ている所ではやるべきではない。

小学四年生の細谷は、そのとき、そう痛感した。

戦後民主主義が花盛りの頃で、クラス全員が一緒に到達できるところまで進むのが授業目標という時代である。教室で問題の答えが解っても、リーダーの細谷はクラスの大半が手を挙げるまで沈黙を守った。教師からそう言い含められていたからだ。中学に入ってもそんな雰囲気は続き、心の中は屈折していた。

県立山形東高校に進んで、やっと自由に自分の意見が言える環境になった。入学してしばらくは実家から通学したが、一年生の冬から山形の街で下宿生活を送った。

## 臨床医への道

細谷が東北大学医学部を卒業したのが七二年。大学紛争、ピークの時代である。その頃大学は「研究第一主義」を標榜《ひょうぼう》、臨床医となって患者と向き合いたい者はさっさと出て行け、と言い放っていた。全国の国立大学医学部は多かれ少なかれその傾向にあったが、東北大学はそれが顕著だったという。

最初の二年間は教養課程で割とのんびりしていた。自分の好みの授業を選んで履修できた。

今でも印象に残っているのは扇畑忠夫《おうぎばたただお》教授(アララギ派の歌人)による万葉集についての講義である。地味な講義で受講生も少なかったが、細谷はすべて出席した。

扇畑は天香具山とか若草山の位置を板書しながら、「万葉集の中で、人麻呂や憶良、赤人など、君たちが良く知っている人たちは、とても重要な位置を占めるのだけれども、万葉集を万葉集たらしめているのは、歌の数は一首もしくは数首しかとられていなくとも、自分の暮らしの上での気持ちが、やむにやまれずに歌の形をとってあらわれてきたような、そんな歌を作っている人たちです」と説明した。

日本人が古代から大切にしてきた「ことば」とは何だろう。これは、細谷にとって、なかなか答えの見つからない疑問のひとつだった。幼い頃に「言霊《ことだま》」について父から教えられ、いつも口から発する「ことば」には、気をつけるように言われ続けてきた。大事なおもちゃを壊した妹と喧嘩になり、「おまえなんかいなくなってしまえ」というようなことを口走ってしまったときの父の怒りは大変なものだった。

専門課程に進んでからはすべての講義に集中した。この四年間で詰め込まれる知識は、必ず後で役に立つものばかりである。クラブ活動はスキー部に入っていたが、顧問が外科の教授だったので外科に来るよう誘われた。

大学医学部(当時)はヤクザの組織に似ている、と細谷は言う。医局は上下関係がはっきりした管理体制になっていて、親分すなわち教授の命令は絶対服従である。教授の下に若頭や小頭にあたる助教授や講師がいる。もし大学に残って研修を続けるとしたら、教授の方針ひとつで人生が振り回されることになる。「君は血液に関する研究をするように」とか「盛岡の病院に行きなさい」などと、自分の意思に反したことを命令されるのはごめんだ。

細谷は祖父、父と同じ臨床の現場で患者と向き合う医師になろうと考えていた。仕事とは誰かのために役立つことをすることなのだ。幼いときから、父が患者さんを診察する様子に間近で接したり、冬の雪の降る日に夜遅く往診から帰ってくる父の姿を見ていて、そう思うようになっていた。

そんな細谷に、「なんといっても、患者の数が多いのは内科だ。小児科は内科に比べて生活も大変だ。時間的にも、経済的にも」、父は常々そう言っていた。

生まれて以来ずっと東北で過ごしてきた細谷には、一度は東京に出てみたいという思いがあった。親戚のひとりに慶應義塾大学の学生がいた。小学校からずっと公立学校で学んできた細谷は、私立に何となく自由な気風を感じ、何気なく父に「慶應に行きたい」とつぶやくと、「もし行くのなら、授業料は出すが、遊ぶ金までは出せないよ」と言われた。聖路加国際病院で研修したいと考えたのは、友人の誘いもあるが、慶應と同じような垢抜けた明るい印象があったからでもある。

聖路加の小児科研修医の試験は十人ほどが受け、ふたり採用された。細谷はそのうちのひとりだった。

第一志望に「小児科」と書き、第二志望も書かなければならないので機械的に「内科」と書いた。面接のとき「内科でもいいか」と聞かれたので「いや、小児科です」と、とっさに反発した。面接官はそれ以上何も言わなかった。内科でもいい、と言えば、あるいは内科に回されていたのだろうか。

細谷はベビーブーム、団塊の世代である。戦後の日本はまだ経済的には貧しかったが、子どもの数は多く、伸び伸び生きようという時代だった。足が速い子、魚捕りが得意な子、栗拾いがうまい子、勉強ができる子。どの子も楽しい子ども時代を送った。子どもは元気なのが当たり前なのに、どうして病気になるのか。そんな思いが、内科ではなく、小児科医への道を選ばせたのだと思う。

研修医になったのは、一九七二年春。その頃すでに、聖路加の小児科は、日本の他の病院より一五年ぐらい先を進んでいた。

内科の研修医たちが出会う患者は、成人や老人ばかりで、彼らから人の生きざまや死にざまなど、さまざまな人生経験を知ることができる。しかし小児科の研修で接するのは子どもばかり。細谷ははじめのうち、あせりのようなものも感じたが、子どもたちを診察しているうちに、自分が生きてきた子どもの頃がひょっこり顔を出すことに気がついた。自分の子ども時代を何度でも追体験できる。昔の自分が研修医になった自分に話しかけてくる。病気の子どもたちとまったく同じ立場になることができる。子どもたちには過去も経験もない。あるのは現在と未来だけなのだ。子どもはうわべの言葉よりも鋭いカンを持っている。「大丈夫だよ」と心から言えば、それだけで元気になる。これは小児科研修医として何よりの発見であった。その頃先輩の医師とこんな会話も交わしている。

「どうして、こんなに子どもたちが死んでしまうのですか？」

小児がんの子どもたちのほとんどが亡くなってしまう時代だった。

「それはなあ、がんだもの。もし、白血病と診断された人が治ったとしたら、はじめの診断が間違っていたということなんだよ。ぼくたちは、治すってことよりも、どうやって子どもたちに長く生きてもらうかの算段をしなくちゃね」

先輩にとっても辛い質問だったはずだ。

## 小児がんと「トータル・ケア」

小児がんが治療の対象となったのは、第二次世界大戦が終わった頃からである。衛生環境の改善、予防接種の導入などによって、子どもの死因に占める感染症の割合は激減、小児がんが筆頭になっていた。その頃、がん化学療法の幕開けとも言うべきアルキル化剤の発明と、葉酸拮抗剤（メトトレキサート）が白血病に効果的だとわかり、この病気は薬で治すことができるかもしれないという希望につながっていった。

小児がんは治るかもしれないと「最初の一撃」を放ったのは、ハーバード大学教授のシドニー・ファーバーである。葉酸拮抗剤を使用して小児白血病を治療したところ、一時的ではあるが効果が得られたと医学雑誌に発表したのだ。それが一九四八年、細谷の生まれた年である。しかもファーバーの弟子として学んだ西村昂三(一九六〇年に帰国。後に聖路加国際病院小児科部長に就任)に、細谷は研修医として指導を受けることになる。

ファーバーは「トータル・ケア」という概念を確立する。

〈小児がんの治療は、化学療法、手術、放射線照射他、考え得る方法をすべて使用して、集学的に多職種の人々の協力のもとに行わなければならない〉(『小児悪性腫瘍学』一九七三年)

たとえ治すことができない場合でも、多職種からなる医療チームが、小児がんの子とその家族をはじめから最後まで、身体的、心理的に、また経済的にサポートするという考え方である。子どもの残り少ない時間を充実させるために、たとえば小児科医、小児外科医、放射線治療医、看護師、保育士、ケースワーカーらがチームを組み、「チーム医療」を行なう。さらに家族もそのチームに加わる。

「トータル・ケア」という言葉は、今から五〇年ほど前に、ファーバーから教えを受けた西村が日本にはじめて持ち込んだ概念である。西村は、それを聖路加で実践しようとしていた。トイスラーが一九〇二年につくったこの病院は、その創立時から「多職種の人びとが協力して働く」ことを目指していた。さらに戦後、米軍が接収して自分たち専用の病院として使用したことなども影響し、トータル・ケアの考え方が根づいていた。

## 患児との日々

細谷が最初に教えられた小児がんの臨床は、「子どもをひとりの独立した人間として尊重するトータル・ケア」であった。小児がんはそのまま死につながることを覚悟しなければならない時代である。そのため、すべての小児がんの子に、緩和ケアやホスピスケアを必要とした。毎日、病気の子どもたちに接していて一番悲しいことは、子どもが親より先に亡くなることだ。死んでいく子も、それを見送る親もこんな辛いことはない。

二五歳のとき、研修医としてはじめて担当した患児を看取った。

四歳の彩《あや》ちゃんは神経芽腫《しんけいがしゅ》(小児の固形腫瘍の中で脳腫瘍に次いで多い腫瘍)というがんのステージⅣ。あちこち転院した後、末期になって、聖路加にたどり着いた。内出血のため、目の周りがアイシャドーを塗ったように黒ずんでいる。手遅れの状態である。現在なら子どもが原因不明の熱を出したら感染症か悪性腫瘍、膠原病を疑うのが常識だが、当時は神経芽腫の専門医も少なく、診断もつかないうちに末期となってしまうことが多かった。

その頃、日本の小児がん治療はアメリカよりも一〇年、いやそれ以上遅れていた。聖路加は小児がんの診察や治療に関して、他の病院よりもかなり進んでいたが、進行した神経芽腫の彩ちゃんにできる治療は、世界的にもほとんどなかった。現在の抗がん剤をミサイルにたとえるなら、このとき、彩ちゃんに使った抗がん剤はまるで明治時代の歩兵銃のようなものだったそうだ。

一九四七(昭和二二)年に抗がん剤を使った小児がんの治療がはじまり、以後一〇年ごとぐらいにクリーンヒットとでも言うべき薬剤が開発され、併用も試され、現在は七―八割が治癒する時代を迎えている。しかし、昭和四〇年代の日本では、小児がんと言われたら、それは「死の宣告」と同じだった。彩ちゃんが来院したとき、西村小児科部長は「お気の毒です。でも、突然の交通事故で亡くなるよりは、お別れする時間があっただけでもよかったと思って下さい」と両親に頭を下げている。彩ちゃんは数カ月で亡くなった。

痛みに耐えて頑張ってきた彩ちゃんが息を引き取る瞬間のことは、細谷の脳裏に深く刻み込まれている。呼吸停止とほとんど同時に心停止した。心臓マッサージをし、口から息を吹き込んでも、何の反応もなかった。細谷の頭の中は真っ白になり、心臓が口から飛び出さんばかりである。鼓動が頭に響き、口の中はカラカラ。聴診器を首にかけ戻す自分の指先が、小刻みに震えているのがわかった。

人間が年老いて死んでいくのは、自然の摂理である。生ある者は動物でも植物でもいつかは死を迎える。だが、今、目の前で四歳の女の子が病と闘って短い一生を終えようとしている。命の重みに圧倒され、子どもが親に先立つという不条理に苛《さいな》まれた。

だが、これが現実なのだ。向き合わなければいけない。小児科医になるというのは、こういうことなのだ。彩ちゃんが生まれて生きた時間はたった四年間ではあったが、「人間の一生」の重みを感じさせてくれたように思う。人生には受け入れなくてはならない辛さや悲しみがある。それを彩ちゃんは教えてくれた。

容子《ようこ》ちゃんのことも忘れられない。ちょっと不思議な雰囲気を持った六歳の女の子であった。

四年間の病棟勤務を経て、外来の担当になったばかりの頃、お母さんに連れられてやってきた。日焼けして元気そうだったが、季節の変わり目や風邪を引いたときなど、咳がとまらないのが気になっていた。聖路加に通い始めて一年ほど経った秋のある日、「先生、このところ熱が続き、咳も止まりません」とお母さんが訴える。レントゲン写真を撮ったら、肺炎があった。薬を処方して、念のために、血液検査をした。

「明日、検査結果が出ますから電話を下さい。次の診察日はそのとき決めましょう」

母子が診察室を出てしばらくして、二階の血液検査室から至急の呼び出しがあった。駆けつけると、主任技師が顕微鏡を指さす。覗いてみると、新人の細谷にでも、明らかに白血病細胞とわかる異常細胞がはっきり写し出されている。

病棟医として何人かの白血病の子どもたちを受け持ってきたので、白血病の細胞を見たことはあったが、自分のところへ通い始めた患児からそんな検査結果が出るのははじめてである。「白血病は治らない」というのが常識だった時代だ。しかも、容子ちゃんの場合は急性単球性白血病という悪性のものだった。

容子ちゃんたちは、ひょっとしてまだ院内にいるのではないか。看護師が急いで薬局の前まで行くと、母子は薬が渡されるのを待っていた。そのまま緊急入院となる。その後、抗がん剤を使って一時的に良くなったが、完全に異常細胞が消える「寛解《かんかい》」と呼ばれる状態にまで快復させることができず、良くなったり悪くなったりして入退院を繰り返した。そして発病後一年余りで亡くなってしまった。

容子ちゃんが入院中のある日のことである。

当直の細谷はナースステーションから一番遠い、ふたり部屋に向かった。夜の九時を回っていたが、もしまだ起きていたら、絵本でも読んであげようと考えていた。容子ちゃんはしばらく絵本の読み聞かせにつき合ってくれていたが、そのうち軽い寝息をたてはじめた。いつもならすぐに当直室に引き返すのだが、なぜかその晩は、忙しくもなく、一時間ほどそこにいた。じっと座ってぼんやりしていたように思う。容子ちゃんの表情はやわらかく、何かいい夢を見ているような安らかさが漂っていた。細谷には、容子ちゃんとの間に束の間流れた、ゆったりした時間が不思議に思われた。「医者と患者なのに、生きているこの瞬間をはっきりと共有している」そんな静かな手応えであった。こんな幼い子をこのまま死なせてはいけない。何か手だてはないのか──。自分のこれから進む道は小児がんの治療と原因の究明だ。はっきりとそう決めたのは、このときであったかもしれない。

容子ちゃんが亡くなって一週間も経たないうちに細谷は、念願のアメリカ留学に旅立った。容子ちゃんと一緒の頃入院していたふたりの患児、啓《けい》ちゃんと健《けん》ちゃんも、その後、相次いで亡くなった。この三人の親たちがつくった会が「つくしの会」である。子どもたちを見送った親のための交流会だ。会ができたのは昭和五三年、細谷がアメリカにいる頃である。同じ病棟で子どもたちの容態を見守り続けた三人の親は、まさに戦友そのものであった。

つくしの会は毎年少しずつ会員を増やし、現在も続いている。年に一回集まり、亡くなった子どもたちを偲ぶ。細谷が小児医療の第一線に立ち続けていられる理由のひとつが、この会の存在だ。子どもたちの病気や死を、単なる医学的な現象や技術的な結果としてとらえるのではなく、もっとぬくもりのある身近なものとして受けとめられるようになったのも、会の人たちとの交流のおかげである。

## アメリカへ

細谷にとってアメリカ留学は大きな意味を持つことになるが、旅立つまでの経緯は簡単ではなかった。

研修医期間を終えて小児科医になった頃のある日、小児科部長の西村から部屋に来るよう言われた。

「細谷君、このまま小児がんの治療の道を進んだら、どう。それにはアメリカに行くべきだ。僕も向こうで勉強してきた。アメリカの小児がん治療は日進月歩で進んでいる。若い世代の君たちが現地に行って学ぶんだ。アメリカの病院は設備も充実しているし、人員も揃っている」

西村は当然のようにそう言った。不意を衝かれた。小児がんを専門にやりたいと、漠然と考えてはいたものの、具体的な計画や行動はまだ何も考えていなかった。

西村は、翌日からアメリカ各地の大学と連絡をとり、細谷の留学先を探してくれた。その結果、西海岸のスタンフォード大学が受け入れてくれることになった。

しかしその前にいくつかのハードルがある。アメリカで臨床研修をするには、医学と英語の試験を受け、ＥＣＦＭＧ(Educational Commission for Foreign Medical Graduates)が発行する証明書を取得しなければならない。医学の試験はあっけないぐらい簡単に通った。あとは英語の試験だが、こちらはそれほど難しくないと言われていたし、英語は高校時代から自信があったので、難なくクリアするはずであった。ところが、実はこの頃からＥＣＦＭＧは「落とすための関門」に変わっていた。ベトナム戦争が一時休戦状態となったため、外地から医師が次々と帰国して、医師は米国国内で過剰気味になりつつあった。そのため、日本など外国から留学してくる医師を最小限に絞ろうとしていたのである。

ハードルの上がった英語の試験を細谷はクリアすることができない。一度ならず二度目も跳ね返された。その結果、スタンフォード大学からは期限切れで断られてしまった。アメリカとは縁がないのかもしれない。さすがの細谷も落ち込んだ。ふと、ドイツのベルリンにいる聖路加の同期の研修医のことが頭に浮かんだ。たしかドイツは研修のための特別の資格はいらないはずだ。同じ小児科医の彼はベルリンでどうしているだろうか。

一九七六年秋、細谷は短い休暇を取ってベルリンに向かった。

今から思えば、途方にくれてしまった自分を元気づけるための小旅行でもあった。彼は西ベルリン在住の数少ない日本人小児科医として勉強のかたわら、在住邦人の子どもの健康について、相談に乗っていた。

邦人の中には音楽家も何人かいて、その人たちの好意で、何度か素晴らしいコンサートにも行くことができた。カラヤン全盛の時代である。カラヤン指揮、ベルリンフィルのベートーベンのシンフォニー。特に五番(運命)は、学生の頃の思い出につながる。試験の前夜、五番の第三楽章を聴いていると、詰め込まれた知識が整理され、翌日、教室では必ず「やま」が当たった。

帰国した細谷は気を取り直してもう一度、英語の試験に挑戦する。その準備として、病院の診察を午後六時に終え、四谷の日米英会話学院に駆けつける日々が続く。

地下鉄を乗り継げば、なんとか六時半からの授業に間に合う。その昔、勝海舟は八丁堀から赤坂にある学問の先生のところへ毎日、泥濘《ぬかるみ》の道に足をとられながら通ったではないか。細谷は自らを励ました。授業が終わるのが午後九時半。再び病院に戻り、仕事の続きをする。家路に着くのはいつも終電近い。病院に泊まり込むこともあった。

そんなある日、西村がテキサス大学教授のドクター・W・ストーの面接を受ける機会をつくってくれた。ストー教授はアメリカの小児腫瘍学のパイオニアのひとりで、たまたま日本を訪れていた。ストーは細谷を面接し「英語もそんなに下手じゃないよ。試験に合格したらいつ来てもいいよ」、西村にそう報告した。あっけないぐらいの即断即決であった。それからしばらくして、細谷はＥＣＦＭＧの証明書を取得した。三度目の正直である。日本からは二〇〇〇人余りが受け、合格したのは一〇人もいなかった。

一九七七年一二月、細谷はまず単身でヒューストンのテキサス大学Ｍ・Ｄ・アンダーソン病院へ研修留学した。そして三カ月後、妻と長男、二男が合流する。妻は同じ職場の看護師で、研修医になった二年後の七四年に結婚していた。細谷が単身の間、ストー教授夫人のメリーがアパート探しや買物など、実によく面倒をみてくれた。

アパートは病院近くの林の中にあり、四戸がひとつのユニットになった長方形の赤煉瓦造りである。広大な敷地に間隔を置いて建てられていた。リスが窓辺まで近寄ったり、さまざまな野鳥がゆったり飛び交っていて、気持ちを伸びやかにさせた。

長男はご飯を食べながら居眠りをするのが得意で、公園に行ったときにはガチョウに追いかけられて泣き出したりした。二男は一家で教授の家へ招かれたとき、教授がビールのつまみに齧《かじ》っているソーセージをしげしげ見て「何、食べてるの」と日本語で話しかけ、細谷夫妻を慌てさせたこともあった。一家揃っての、林の中での生活はゆとりのあるものだった。

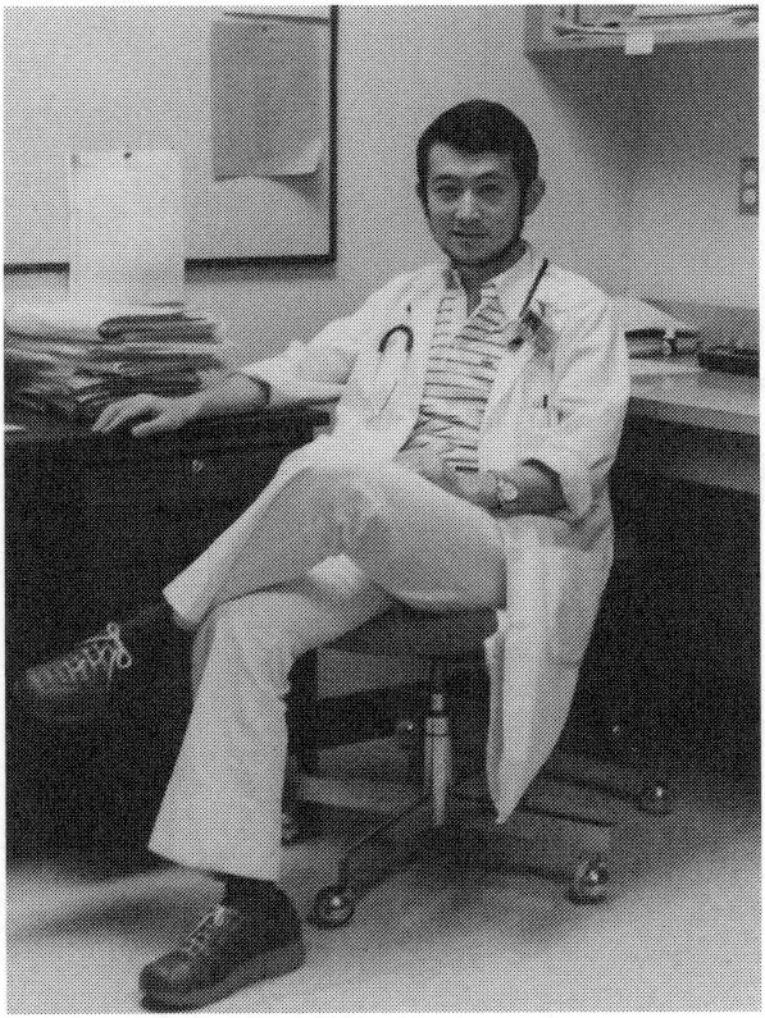

30代はじめの細谷亮太．M. D. アンダーソン病院のオフィスにて，1979年．

アメリカ滞在中の七九年には長女・芽里(メリー)が誕生している。ヒューストンで最も多い女の子の名前が「メリー」だった。お世話になったミセス・ストーの名前でもある。その年は日本の干支でいう「未年」でもあった(帰国後に三男・勇太が生まれている。二男は人間工学分野で仕事をしており、長女は獣医師、三男は小学校の教師)。

一九八〇年三月に帰国するまで、細谷は白血病、骨の腫瘍、脳腫瘍など、小児がんの発症と治療に関する最先端の研修を受けた。はじめは、日本では実際に受け持ったことのなかった骨腫瘍部門を経験《ローテート》した。日本で細谷を面接したストー教授が、連日のように直接指導してくれた。その頃、アメリカでは「小児がんは治るようになった」と言われはじめていて、抗がん剤の投与などで全体の三割から四割は治る時代になっていた。

研修中のある日、大学病院に「がんが治った子」がやってきた。

白血病が完治した女の子が結婚し、お母さんになり、赤ちゃんを連れて検査にきたのだ。こういうこともあるのだ。病院の外来でその女性を見たとき、細谷は感激した。当時アメリカでは、がんにかかった子どもたちの生存期間を延ばそうとする一方で、治った後の生活《クオリティ・オブ・ライフ》の質についても考えるようになった。治療中はもちろん治った後も、その子どもたちの心や体、生活の質までも高めていこうとする試みがはじまっていたのだ。生命を「量」、つまり長さだけで見ることから、「質」を大切にしようという考え方に移りつつあった時代、細谷はまさに最先端の現場に立ち会うことができたのである。命の長さには限りがあるが、「質」は考え方や努力によって向上させられるのだ——。

『君と白血病』

ストーは細谷を気に入ったらしく、帰国の半年以上も前に西村に宛てて「ドクター細谷が日本に帰ったら、聖路加の中に彼のポジションを用意するように。それができないようならそこには帰さない」という内容の手紙を出してくれていたらしい。すんなり復職できたのもそんなことが影響していたのかもしれない。

わずか二年半の留学だったが、得るものは多かった。

ハーバード大学のファーバーが「小児がんの治療に抗がん剤を使ったら効果がみられる」という内容の論文を発表したのが一九四八年。それから三〇年以上が経ったアメリカで、細谷が得た最大の収穫は、小児がんは今や治る病気だと実感できたことである。そのことに強烈な感動を覚えた。

帰国に際し、ストーは断固として言った。

「日本の子どもたちにも病名を伝えなさい。治療の説明もきちんとしなさい。それがドクター細谷、きみのミッションだ」

帰国して細谷が最初に手がけた大きな仕事は〝You and Leukemia: A Day at a Time〟(君と白血病――この1日を貴重な1日に)の翻訳である。

この原書はもともとロサンゼルスの女医L・S・ベーカーが書いたものである。一九七六年にアメリカの名門MAYO《メイヨー》クリニックを訪問した日野原重明(当時は聖路加看護大学長)がこの本を見つけ、小児科医局にお土産として持ち帰ってきた。細谷がそれに目をつけ、留学前にノートに手書きで訳して医局に残した。手書きの「翻訳ノート」は小児科の若い医師や看護師たちの役に立った。これが医学書院の目に留まり、きちんとした翻訳書として出版しようということになる。ただちに細谷に連絡が入り、帰国前にロサンゼルスに行って著者に会い、翻訳の承認を得た。細谷三四歳のときである。

一九八二年四月一五日に発行されたこの本は、二〇〇九年までに二二回版を重ね、現在は新訂版が出ている。

細谷が留学から帰ってすぐに『君と白血病――この1日を貴重な1日に』を翻訳したとき、日本では、小児がんはまだまだ不治の病とみられていた。しかも国内の医学界にインフォームド・コンセントに対する理解が行きわたっておらず、細谷の意図や真意は理解されなかった。大学医学部教授や親たちから「子どもに告知する段階ではない」、「病気の子どもに読ませられない」、「生々しすぎる」などと非難され、版元の医学書院でも担当編集者が肩身の狭い思いをしたそうだ。

だが、その頃すでに米国医学界の現状を取材し、原書も読んでいたノンフィクション作家の柳田邦男は、細谷の考えに賛同した。当時ふたりは「病気・子ども・大人――日本の医療の現場から」というテーマで対談している。一部を抜粋しよう。

**柳田**　最近、心ある医療をしようとする現場では「患者さんから学ぶ」ということがさかんにいわれるようになりました。とくにターミナル・ケア（終末期ケア）に取り組んでいる現場では「最大の教科書は患者さんである」と。

**細谷**　明治以来日本では、医者のほうが絶対的権威をもっていて、患者さんには「知らしむべからず、由《よ》らしむべし」という感じの医療が行われてきていますから、時間を割いて患者さんとじっくり話をするというようなことは、どうしてもなおざりにされる。時間がないということが理由になる。そう言う先生たちは、患者さんは知る権利があるのと同時に、知らないですむ権利もあるということを逆手にとって、知らなくてすむことを知らせる必要はないんじゃないか、というようなことをいってるんです。

この対談で、細谷はこうも言っている。

「なぜ、今こういう本が求められ、必要になってきているのかというと、小児がんの治療成績が上がって、寛解状態を持続することが可能になってきた。むかしは三カ月しか生きられなかったのが、今では五年、一〇年がどんどん可能になってきて、小児白血病でも克服して治ってしまって再発しない人も出てきているという、現実的な背景があることも、こういう本が必要になってくる理由になっていると思うんです。必ずしも、死を前提としてのターミナル・ケアのためだけの本ではない。日々、難しい病を抱えながら、どう生きるかという、そういう本だと思うんです」

柳田が高く評価してから風向きが変わった。医学界のバッシングも次第に影をひそめ、小児科医ら関係者たちも次第にこの本の意義を理解するようになっていった。

タイトルの記されたA5判深紅の表紙をめくると、西村昂三(刊行された当時の聖路加国際病院小児科部長)のこんな「推薦のことば」ではじまる。

〈聖路加国際病院小児科では、私がボストン小児病院のファーバー教授のもとで小児がんの臨床を専攻した関係で、昭和三五年頃より今日に至るまで白血病を中心とする小児がんの診察に重点を置いて取り組んできております。私たちはファーバー教授がはじめて提唱された小児がんのトータル・ケアを行なううえで、他の治療法とともに患児や家族の精神心理面のケアの重要さに早くから着目し医療チーム全体でいろいろ検討を重ねてまいりました。(略)米国では一九六五年に国立がん研究所のVernickらが病名を告げた方が白血病児にとって有益な点が多いことを報告して以来、病名を告げることが一般化し、それとともに患児や家族が読むためのパンフレットがあちこちの施設でつくられるようになりました。その中でも特に詳しく書かれているのが“You and Leukemia”です〉

続いて「訳者まえがき」で細谷は、これだけは是非ともとばさずに読んでいただきたい、とこう書いている。

〈米国の小児科医は、患者さんが理解できる程度に病気のことを包み隠さずに話します。これは白血病やその他の小児がんでも例外ではありません。一言で、簡単に「白血病のお話」と言いますが、実際にやってみると、これほど辛い責務はありません。私がアンダーソン病院の小児科に勤務していて、初めてこういう話をしたのは、メキシコ人の一三歳の少年とその家族にでした。話が進むにつれてその子の目から涙があふれてきて、慎重に言葉を選んで話している私まで本当に辛く、やりきれない気持ちになったのを覚えています。でもその子は最後に気を取り直した様子で「がんばれば、なおるね」と問いかけてきました。「そうさ、なおるためには頑張らなくちゃ」と答えてあげると、涙を拭いてウィンクをして見せてくれました。この時には救われた気がし、同時に現代に医学が白血病をもある程度治療せしめ得るまで発展してきていることに心から感謝せずにはおられませんでした。

振り返って日本の現状を見るとき、白血病を持った子どもたちはもちろん、両親でさえもあまり詳しい説明をされず、たとえ説明されたとしても、よく理解できないまま、なりゆきで治療されている例が少なくありません。両親が子どもの白血病のことを本などで調べてみようと思ったとしても、小児の白血病に関する一般向けの説明書は今のところありません。何がどうなっているのか判らないまま治療されるのは、子どもたちにとっても両親にとってもやりきれないものと思います。特に白血病の治療は他の内科的疾患のそれとちがい、外科的療法と似通っているところがあります〉

本文はこんなふうに始まる。まず〈君は〉とあって、

〈ちょっと特別なんだ。
だから　この本が書かれたんだ。
君のために
君のことを書くためにね。
この本の主人公は
君なんだ。
このページの下に君の写真をはって
君の名前を書いておこうよ〉

そして最下段に自分の名前を書くための空欄がある。まるで詩集みたいだ。ページをめくると、

〈君はひとりの人間だよね。
人間はひとりずつ似てるところもあるし
全く違うところもあるのさ。
君に読んでもらうために
この本は　たくさんの人たちが協力してできたんだ。
その中には　君と同じ白血病の子供もいる。
その子供たちは　白血病ってどんなものなのか　君に教えたいな――と思っている。
きっと　その子が今まで習ったいろんなことを　この本の中で教えてくれるはずだよ。また　この本を書くために協力してくれた人の中には　その子の友達や先生
看護婦さん　それにお父さんとお母さんもいる。
みんなは　知っていることを　君に教えてあげたい　と思っているんだ。
それが　そんなへんてこな病気でもない　と思うだろうし
そうすれば　そう　こわがらなくてもすむようになる　と思うよ〉
最後のページには「むずかしいことば」の一覧表が載っている。子どもが自分で読めるように、との配慮だ。

## 子どもに病名を伝えるべきか

「子どもにきちんと病名を伝えなさい」というストーの言葉を忘れたことはなかったが、帰国当時の日本の状況は、それを許さなかった。細谷は、心理テストなど、子どもに病名を伝えたときの準備を重ねつつ、対談や寄稿を通じて世論を喚起しながら、時を待った。

宿題を果たせたのは八六年になってからである。帰国して六年、恩師はすでにこの世を去っていた。

細谷は、一〇歳の女の子ふたりに対して、両親とも事前によく話し合いをしたうえで、病気についてひとつひとつ説明していった。

ひとりの病名は、当時三―四割しか治らなかった急性骨髄性白血病。愛媛県・宇和島で診断され治療を受けたものの寛解に至らず、東京に住んだことのある両親が聖路加に連れてきた。

「このまま松山の国立がんセンターに入院させたら、その時点で自分の病気を知り、もうダメなんだ、とショックを受けると思うんです。自分の病気のことがちゃんとわかる状態にして松山に帰してもらえませんか」と言う。

もうひとりの病名は、急性リンパ性白血病。治療は終わったが、病棟で知り合った子どもたちが次々と亡くなって、自分も死んでしまうのか、と不安にさいなまれていた。

細谷はふたりに心理テストを行ない、結果を踏まえたうえで、病気と治療方針を詳しく話した。告知をしたときとその後の反応から、「一〇歳くらいなら話しても大丈夫だ」との感触を得た。

その後、細谷の部下の聖路加国際病院小児科医師の小澤美和が「心理テストの結果、事前に告知を受けたグループと受けなかったグループでは、前者の方が治療中のエネルギーを最後まで保つ」という学術データを発表した。現在では、治療法の進化とともに告知への理解も徐々に広がり、小児がんの子どもたちに病気を説明することは多くの小児科医の常識になりつつある。

だが、実際には何の話もされていない患児も少なくない。親が病名は隠しておきたい、と希望する場合が多いからである。そんなとき、どうやって説得すればいいのか。

治る子については治療方針を決め、そのことを親と患児に説明して治療を始めたらい い。一方、治らない子の親や患児からは、「どうしてうちの子は治らないのか」、「Aちゃんと僕のどこがちがうの」と疑問が出される。この疑問に対して、相手を完全に納得させられるような回答はない。小児がんの征圧に取り組む他の病院の医師たちとも連携を取って専門分野別の研究会を作り、研究を進めているが、成果は必ずしも期待通りにはいかない。それでも少しずつ前進している。骨髄移植、遺伝子標的療法、さまざまな放射線治療など、新しい治療方法もできてきた。

現在、小児がんの患者数は年間約三〇〇〇〇人。その治療は二〇〇カ所近い施設でばらばらに行なわれており、医師も経験を積みにくい。診察施設を集約して診療の質を高め、患者や家族への支援を充実させるべきなのではないだろうか。また、子どもに病気や治療内容をわかりやすく説明する専門家「チャイルド・ライフ・スペシャリスト」の育成もその必要性が叫ばれている。小児がんの患児と親がまず相談できる窓口をわかりやすくすること、フォローアップ外来と専門医のいる院内の他科や他の病院との連携をスムーズにするための仕組み作り……。一歩進んでも、解決すべき新たな課題は山積している。

## サトシ君

一〇人のうち八人の小児がんは治る時代――とはいえ、残念ながら、すべての命を救えるわけではない。

聖路加国際病院では、八四年頃から小児科領域のターミナルケア（終末期医療）に向けて本格的な取り組みを始めている。

しかし、あくまで病院の中でのケアが中心で、外泊も認めるという形であった。小児がんの半分は血液がんである。末期は血小板の輸血をしないと身体のあらゆるところから出血して、血を吐いたり脳内出血を起こす。これを防止するには、一日か二日おきに看護師が輸血しなければならない。このほか髄注(髄腔内注入)という背中への注射が必要となることもある。在宅では難しかった。

そんな状況下で、細谷がはじめて自宅で看取った患児がサトシ君である。一九九〇年のことだ。

サトシ君は中学一年生。肺がんだった。子どもの肺がんは珍しく、細谷にとってもはじめてである。

小学校六年生で発病した。勉強もスポーツも良くできる子だったが、せっかく合格した有名中学も入学式に出ただけで、野球部に入って活躍したいという夢も果たせず、入退院を繰り返していた。そのときに入院していた病院で、サトシ君は大人だったらたいていは回避する手術(回復の見込みの少ない手術)まで受けており、両親はそれを後悔していた。結果として、がんは手がつけられないほど進行している。全身の骨に転移し、絶えず激痛が走る。肺には水がたまり、呼吸も苦しそうだった。両親は前の病院で医師たちと信頼関係がうまく結べず、傷ついて医療側に不信感を抱いた状態で、聖路加に転院して来たのだった。そんな両親に現状を理解してもらわなければならない。もちろんサトシ君にもだ。細谷は頻繁に病室に足を運び、サトシ君に話しかけた。母親が来ているときは、一緒に会話の輪に入った。

この時点でサトシ君に対してできる治療はターミナルケアしかない。痛みを取ることにつきる。

「僕、病院の暮らしはもうたくさんなんだ」

一週間ほどして少し落ち着いた頃、サトシ君は、家に帰りたいと言い始めた。両親も言葉を選びながら、できれば家で看取りたいと決意を語る。細谷もなんとかしたいと考えているとき、偶然にも聖路加を結婚退職した小児外来の看護師のご主人が、サトシ君の中学の先生だとわかった。それなら、適切なサポートも期待できる。タイミングよく、国から在宅看取りの研究補助金も下りた。細谷もまだ若く、体力的にも無理がきく。そんな条件が揃い、サトシ君は横浜市・日吉の自宅に戻ることができた。

しかし、容態は決して良くない。一カ月は持たないだろう。

細谷は毎日、勤務を終えてから、日吉へ往診に行くようになった。

サトシ君は家の中心のダイニング兼リビングルームに置かれたベッドで寝起きしていた。ここなら、親子がお互いの気配を感じながら日常生活を送ることができる。声をかけるのも簡単だ。父はエンジニアで、母は専業主婦。夫婦はサトシ君が最後の時間を少しでも安心して過ごせるように心をくだき、助け合っていた。神経質になりすぎて細谷に電話をかけてくることもなく、看護師を困らせることもなかった。遠からずやってくるであろうその日まで、わが子といつも通りの生活を送ろう。そう覚悟をしているように見えた。

細谷はよく夕飯を勧められた。最初の頃は断っていたが、度重なるとそうもいかず、二度に一度はご馳走になった。ある晩、サトシ君の担任の先生も来ていて、お母さんの手作りの餃子が出された。これが美味しかった。

「サトシ君、美味しいよ。少し食べてみないか」

細谷が明るく振舞って誘うが、サトシ君は「みんな食べちゃっていいよ」と力なく笑うだけだった。担任の先生とふたりして大皿に出された餃子をきれいに平らげた。

その日から一〇日後、サトシ君はいよいよ最期を迎えようとしていた。肺はがん細胞が広がって空気の入る場所すらなくなり、酸素マスクはしていても、いつ呼吸が止まってもおかしくない状態である。

医師である自分が立ち会い、看取らなければならない。そう考えていたが、二四時間一緒にいられるわけではない。両親、サトシ君との信頼関係はしっかりと築かれている。細谷はそう信じ、ベッドサイドから少し離れて、敢えて言った。

「お父さん。もしかしたら私や看護師がいないときに呼吸が止まることがあるかも知れません。そうなっても慌てないで下さい。もう何もしなくていいんです。どうしても見ていられなかったら、一回か二回、息を吹き込んで下さい。サトシ君が短く答えてくれるかも知れません」

父はうなずき、母は涙ぐんでうつむいた。患者、患者の家族との間に信頼関係を築くのが医師としての最初の仕事である。看護師もそうだ。このときほど、そう感じさせられたことはない。

その後、しばらくしてサトシ君は亡くなった。


一年後、細谷はサトシ君の両親に招待されて、久しぶりに日吉へ向かった。その日は、亡きサトシ君の誕生日。招かれたのは、細谷、看護師、担任の先生の三人である。お母さんの手料理が並べられたが、その真ん中の一回り大きな皿に、あの餃子が山のように並べられていた。

「是非とも餃子を召しあがって下さい。ビールもよく冷えてます」

お母さんはそう言いながら、こんな打ち明け話をしてくれた。

サトシ君が亡くなる一〇日ほど前、担任の先生と細谷が餃子を美味しそうに食べた。「今、食べたくないから、先生たちにあげる」と言ったサトシ君の分まで平らげてしまった。その日の夜遅く、眠っていたはずのサトシ君が突然、こう言った。

「先生たちが食べていた餃子を僕も食べたい」

餃子の具は残っていたが、皮が一枚もない。いつもなら夫に車でスーパーまで走ってもらうのだが、その日は出張で留守だった。仕方なくキッチンで小麦粉をこねて手作りの皮で餃子を作った。

「上手にできなくてごめんね」

苦しい息の中で食べていたサトシ君は、

「今までのお母さんの餃子のなかで、一番美味しかったよ」

と応じてくれたそうだ。

「先生、私、あのとき、なんて可愛い子なんだろうと思ったんです。短かったですが、一三年間、この子の母親でいることができて本当によかったと思いました」

お母さんは、今も幸せが続いているような笑顔でそう話した。細谷は急いで立ち上がり、トイレを借りた。涙があふれてきて声をあげて泣いた。「サトシ君、親孝行したんだなあ」そう呼びかけたつもりだが、声にならなかった。

## 命を考える

細谷が尊敬する先輩医師のひとりに、精神科医の草分け的存在で、ロングセラー『「甘え」の構造』(弘文堂)を書いた土居健郎《どいたけお》(一九二〇—二〇〇九)がいる。細谷がまだ研修期間を終えたばかりの頃、偶然、土居の孫を診察する機会があった。このとき土居からサイン入りの『「甘え」の構造』をもらい、以後、親しく接するようになっていく。

土居は一九四二(昭和一七)年、東京帝大医学部を卒業し、太田正雄(木下杢太郎)教授の医局(皮膚科)に入る(奇遇にも、細谷の父も東北帝大医学部で太田に学んでいた)。だが、医局に入ってすぐ軍隊に召集され、新潟の高田に配属された。仙台の部隊で終戦を迎え、大学に戻ろうとしたところ、太田は病死していた。そこで実習に行った聖路加国際病院の院長橋本寛敏《はしもとひろとし》に手紙を書き、終戦の翌年、聖路加に入る。土居、二六歳のときである。しばらくしてアメリカ医学界の視察から帰った橋本から、新設予定の精神科の専門医になるよう勧められる。

一九五〇年、土居は聖路加に籍を置いたまま東大の精神科で勉強し直し、アメリカ・カンサス州にある名門メニンガークリニックへ留学。東大に復学したのち、五七年に新設された聖路加国際病院精神科の医長となった。定年後、東大、国際基督教大、国立精神衛生研究所などを経て、六五歳のとき顧問として再び聖路加に戻り、亡くなるまで現役を通している。

『「甘え」の構造』を書いたのは七一年である。一連の論文を書いていて、専門家ばかりではなく、一般読者にも読んでもらえるようにと考え、出版したそうだ。最近は「甘え」というと、「甘やかす」、「甘ったれ」のように否定的な意味に捉えられがちだが、本来の「甘える」は肯定的なものだ。「甘える」という行為ないし感情はお互いに信頼感があるから成立するので、母子、夫婦、友人同士の間にも通い合う感情といえる。日本独特の、日本でしか理解し合えないものだ、と土居は説く。

〈いまの若者たちは子どもの頃から周囲との競争の中に追いやられて育つ。現代の医師もそうだが、数字の上に現れた結果だけで判断し、一喜一憂する。一握りの恵まれたものは別として、多くの若者は挫折を体験し、カウンセラーや精神科医のもとに送られてくる。年間三万人を超える自殺者の中に若者たちの数は増えている。動機不明者が多いというが、動機がないはずがない。本来、精神科の医師の一番大きな仕事は患者と向き合って、彼らの悩みをじっくり聞くことなのだ。だが今の診療制度ではその時間を充分に取ることができない。ひとり五分とか一〇分で悩みを聞けるはずがない。ちょっと聞いて後は薬を処方する。改善しないと言われると、薬を増やすか変える。それは治療とはいえない〉

『甘えの構造』から一〇年ほど経った頃、土居は『癒し人の技』を共訳し出版する。「医師は単なる疾病の治し屋ではなく癒し人たれ」、「健康とは全能感の恢復である」、「医療は技術的なものに見えるが、その中に必ず道徳的な次元を含む」という著者キャッセルの意見に土居は共感を覚えている。自然が人を駆り立てて、自然に秩序を与えるために理論を作らせる。けれども、自然は人間の理論によって導かれるものではないというキャッセルと土居の見解に、細谷もまったく同感だ。

次に記すのは、二〇〇六年四月五日に細谷が記した日記の一部である。

〈桜が満開になった。午前中は一般外来があり、夜は七時から一〇時までの地域医師会と協同の一次救急診察。要するに普通の外来。夕方に骨肉腫のCちゃんのお父さんとお母さんに病状の経過を話す。彼女は病気が見つかったときから肺に転移巣があり、うまく抗がん剤が効けば、原発の足の手術のあとに肺を切る予定で治療を進めてきた。なんとか病勢は止めることができ、まず右足を股関節から切断した。その後、残念なことに抗がん剤の効果ははかばかしくなくて、肺の転移巣は数を増し、切除は難しいと胸部外科にいわれてしまった。悪性腫瘍の中には切ることができなくとも、抗がん剤と放射線照射だけで治せてしまうものもあるのだが、この骨肉腫はみえる腫瘤はすべて摘除しなければ絶対に治らない病気とされている。

「切れないということは治せないということなんです。本当にお気の毒なのですが――」

ひどく残酷な宣告をしながら、私はご両親の反応を見逃すまいと身構える。お父さんの反応の方が早かった。その反応に対応して説明を続ける。その間も、お母さんの様子を注意深く観察しながら、言葉を選ぶ。この場では、言葉しかないのだ。

世の中にはホスピス医という治らなくなった患者さんたちにより良い時間をプレゼントする緩和医療にたずさわっている人たちがいる。なんと大変な仕事だろうと思っていた。

でも、最近、もう治らないだろうという話をご両親にした日の翌日は起きあがれないほどに疲労困憊している自分に気づいて、治らないと言われてから送られてくる人を診るよりも、治らないと宣告して、天国におくるまで看取ることが、より疲れるのではないかと思うようになった。子どもたちは、滅多に死なないから、おとなのようにホスピスに集めてケアするなどということは実際的でないし、死を間近にした子どもたちだけが身を寄せ合っている病棟など想像したくもない。難しくなっても、元気のある日は、学校や病棟の友達と楽しく過ごしてもらいたい。

しかし、何故、この頃、そんな話をした後にグッタリするようになったのだろう。年をとったからか。どうもそうではないらしい。話をしながら、話されている側のフィーリングを以前よりずっと細やかに感知しているからなのではないか、という結論に至った。達人の域に入ったのか。でも名人になったら、また、力を抜くことができるのだろう。結局、まだまだなのだろう〉(『医師が泣くということ ── 小児がん専門医のいのちをめぐる日記』角川文庫)

細谷はいつも「命」を考えている。寝ても醒めても、生と死が意識の中にある。

四人の子どもたちは、好きな道に進んだ。細谷はすっかり成人した子どもたちの表情や話しぶりをそれとなく観察していて、ふとこんなことを思い出す。

留学前だったか帰国直後だったか。受け持ちの患児が亡くなり、病理解剖の許可を遺族からもらった。剖検と呼ばれる検査で、担当医として立ち会っていると、その子の思い出がいっぺんに蘇《よみがえ》ってくる。検査が済むと、病棟の看護師が来て顔を整え、身体をきれいに洗って拭く。立ち会っている若い医師も手伝わされる。細谷はそのとき、髪の毛にこびりついた血を洗い流し、濡れた髪を乾かした。その日、帰宅して末っ子と一緒に風呂に入り、髪の毛を洗っているうちに、突然、解剖台の子の冷たく濡れた髪の感触が蘇ってきた。不意に息苦しいような、情けないような、何とも言えない気持ちになり、涙が止まらなくなった。自分の子どもも、ほんのちょっとした境界線の上で辛うじて生きているのだ。細谷は大声で妻を呼び、裸の子を渡し、頭の先まで湯の中に潜って顔をごしごし洗いながら号泣した。今、小学校の教師になっている三男はそんなことは覚えていないだろう。

死にし患者の髪洗ひをり冬銀河　　喨々

そのときの心境を詠んだ一句。喨々《りょうりょう》は細谷の俳号である。

父も祖父も俳句をやっていた。細谷の家の近くに安楽寺という浄土真宗の寺があった。この寺の住職、名和三幹竹《なわさんかんちく》は子規門下の虚子や河東碧梧桐《かわひがしへきごとう》のパトロンともいえる東本願寺の大谷句仏上人《おおたにくぶつしょうにん》門下の俳人である。住職は父の患者でもあったので、細谷の生活にはごく自然に俳句が入りこんでいた。高校生の頃から住職の主宰する地元の俳誌「ひまわり」に投句しはじめていた。

大学生になって中央の俳誌、石川桂郎《いしかわけいろう》の「風土」に投句をはじめ、その門下に入った。細谷は二〇歳、桂郎は五十代後半であった。

歳月を経るに従い、日常生活に俳句が結びついてくる。細谷の第一句集「桜桃」にはストレートに鬱を詠んだ句が幾つかある。

　瀬のごと鬱たまる夜の冷やし酒

　どれほどの鬱ならやまひ花茗荷

　黒揚羽歩けば歩くほど滅入る

仕事とはいえ、患児の看取りに慣れることはない。自省や哀しみは、いつしか深く心に沁み入っている。しかし、日常の中に俳句があるから、ずいぶんと助けられた。俳句を詠むことで、自分や世間を客観視したり、一呼吸置いて見ることができるようになった、と思う。大げさに言えば、俳句は細谷にとって、この世に自身をつなぐ舫《もや》い綱なのである。

## 新しい小児科病院を

細谷率いる小児医療総合センターは、今や聖路加国際病院の中心のひとつである。前期研修医(医学部を卒業して一―二年)が四名、専門研修医(三―五年)とスタッフが合計二〇名。大学病院や小児専門病院以外でこれほどの小児科医を抱えている病院はない。

ここに至る経緯は、日野原重明の存在を抜きにして語ることはできない。

京都帝大医学部を卒業し、聖路加で内科医として勤務を始めた日野原は、内科医長、院長代理、聖路加看護大学長、院長、理事長と歩む中で、病院経営者としても手腕を発揮した。

細谷が研修医として聖路加に入ったとき、その前年に院長代理となった日野原は、圧倒的な存在感で院内改革を実施していた。だが、その頃はどちらかというと子どもが好きといえる感じではなく、小児科部長の西村や、一匹狼的存在の土居健郎は、日野原と距離を置いていた。

病院を経営する立場からすれば、小児科は人件費がかかる割に収入は少ないし、医療過誤も起こりやすい。注射や採血ひとつとっても、おとなに比べ人手も時間もかかる。治療に万全を期すためには、保育士、小児心理士、ケースワーカー、場合によってはチャプレンなどの参加が必要である。だが、その費用はすべてがすべて診療報酬に含まれるわけではない。それゆえに小児科が重要視されない風潮は全国的にみられ、不採算部門として切り捨てられようとしているところすらある。医学部の学生は敏感だ。一時、全国的に、小児科の志望者は減り続けていった。しかし、アメリカで充実した小児医療の最前線を見てきた細谷にしてみれば、日野原たちの当時の経営方針は易々と受け入れられるものではなかった。

そこへ小児科を縮小して老人病棟を増設するとの噂が広がった。冗談じゃない。細谷は立ち上がり、反対運動の先頭に立った。日頃、温厚な姿しか見たことのない他科の医師や看護師たちは驚いた。実は、細谷は研修医時代にも仲間と「待遇改善」を叫んで病院の壁にビラを貼って回ったこともある。細谷の学生時代は学園紛争最盛期であり、全国ほとんどの大学で学生と大学当局が紛争を繰り広げていた。東北大では扇畑忠雄教養部長が学生運動家たちの矢面に立たされていた。扇畑の「万葉集」の講義を熱心に聴いた細谷が学生運動の渦中に入ることはなかったが、いったん何かことが起これば旗色を鮮明にするし、先頭に立つ術《すべ》も心得ている。

日野原は結局、細谷たち小児科の主張を容れ、老人病棟増床の話は立ち消えになった。日野原が細谷を認め、一目置くようになるのはこの頃からだろうか。

どちらかといえば「老人医療」中心だった日野原が「小児医療」重視に大きく舵を切るのは、二〇〇三(平成一五)年になってからである。その年の夏の終わり頃、日野原は突然、細谷を理事長室に呼んだ。

「これからは日本も、もっと子どもたちのことを考えないといけない。聖路加も子どもたちのために外来センターをつくろう。国立のセンターや大学の施設に負けないものを考えて下さい」

いきなり、宣言するように、そう言われた。日野原は自身と父の母校であるアメリカのデューク大学を少し前に訪問し、でき上がったばかりの素晴らしい小児病院を見学して感激した様子だった。

そしてさらに「なるべく早く見学に行き、詳細を調べるように」と付け加えた。若い頃、いや少なくとも六十代頃まで、日野原は子どもが苦手だったはずだ。それなのに、そんなそぶりをまるで見せずに「これからは子どものことを考えなくちゃあ」と言う。デューク大学の新病院を目の当たりにしたことはひとつのきっかけにはなったのだろうが、いつ頃からそう考えるようになったのだろうか。

ともかく、日野原の「変心」を機に、ふたりの距離は急速に縮まっていった。

細谷はすぐに日程を調整し、当時の院長桜井健司とふたりでデューク大学に向かった。日曜日の夕方のフライトで出発。ニューヨーク経由で南下、時差と日付変更線があるため、日曜日の夜中にアメリカ南東部の町ダーラムに着いた。

月曜日の早朝からびっしり詰まったスケジュール表に添って見学し、レクチャーを受けた。夜は歓迎を兼ねたディナー。翌日朝一番のフライトで帰国という慌ただしさであった。

細谷がテキサスのヒューストンに留学したのは二十代で、そのときは小児がんの臨床だけが興味の対象だった。今回は建物や病院経営まで管理者の目で見る必要があった。何もかも、ケタが違う。細谷は圧倒された。

敷地は比べ物にならないほど広い。医療費のかけ方も一桁違う。日本では個人と保険を含めて小児ひとりの入院で病院に支払われる金額が約三─五万円。あちらはその一〇倍もある。だからこそ外来での診療が主体となり、病気の子と家族のためのボランティアによる宿泊施設もある。外来もゆったり作られていて、配慮が行き届いている。

この見学を基《もと》に、細谷は小児科の仲間と半年がかりで新しい小児科と小児外科の設計図を作った。子どもたちのための病院らしくない場所、外来らしくない外来。さらに半年かけて工事を進め、二〇〇五年一月に小児科外来とスタッフルームが病院の第一街区から道路を挟んだ第二街区へ引っ越しをした。そこに新しい小児医療総合センターが作られ、今日に至っている。

聖路加国際病院は小児がん治療に関して、全国の病院の先頭に立ってきた。キーワードは、先に記した「トータル・ケア」。違う職種の人びとが、ひとりひとりの患者について意見を述べ、それを総合的に患者の治療やケアに生かしていくという考え方であることは、これまでにも紹介してきた。

トータル・ケアを円滑にやっていくための連絡会(カンファレンス)がある。司会は病棟をとりしきるチーフレジデント(研修医のまとめ役)がやる。医療者でないスタッフ——保育士、ケースワーカー、小児心理士、院内学級の教師、栄養士、薬剤師、チャプレンなど——が集まると、医師、看護師以外の人たちにも理解できる言葉で患児が抱えている問題をわかりやすく説明する。それを受けて、それぞれの立場から全員が発言していく。違った角度から掘り下げると、新たな解決の方法も見えてくるが、同時に症状の深刻さも明らかになる。

聖路加国際病院の小児病棟は三六床、新生児室は四〇床ほど。小児病棟は常時ほぼ九〇パーセントが埋まり、約半分ががん患者である。患児の生活の質《クオリティ・オブ・ライフ》を高めるために、病棟へのセラピー犬の受け入れなど数々のユニークな取り組みをしているが、治療は病院だけで行なわれるわけではない。患児の立場に添って考える姿勢を突き詰めれば、より安心して暮らせる自宅での終末期医療《ターミナルケア》へとたどり着くのは、自然な流れだったといえよう。

# 2
# とことん在宅

## 押川真喜子

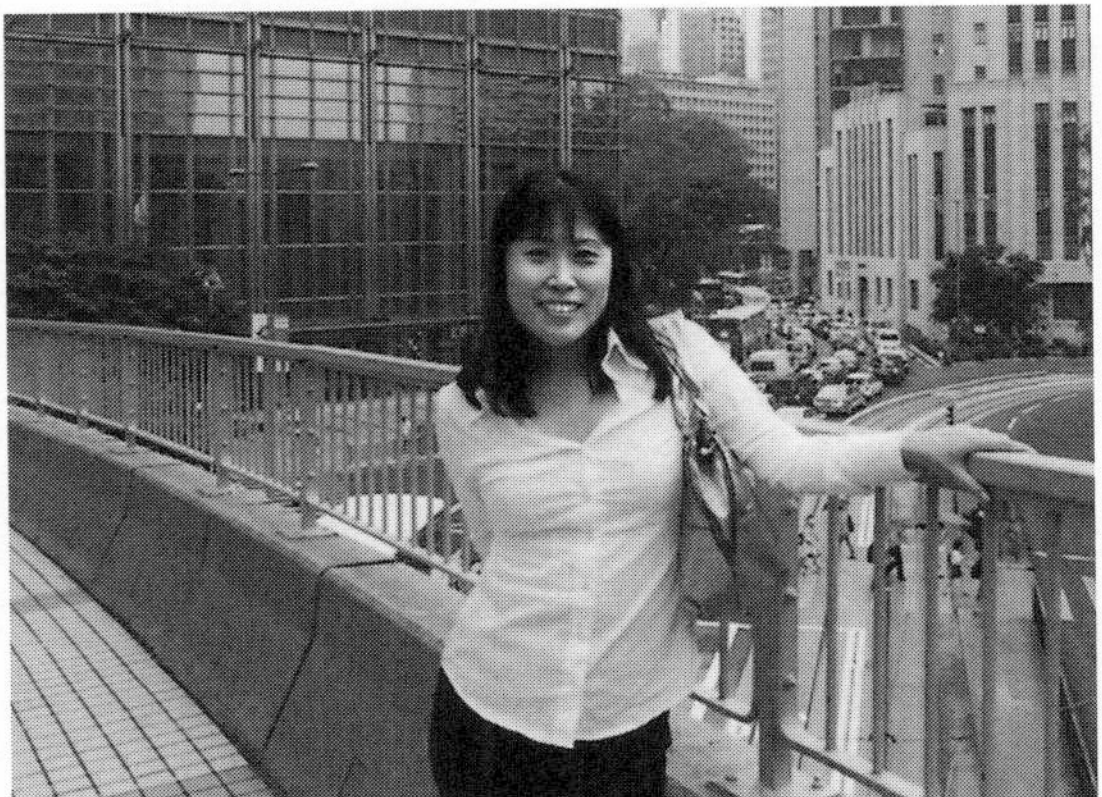

押川真喜子，2010 年.

聖路加国際病院が日本で最初に手がけた事業は多い。「家庭訪問看護制度」もそのひとつだ。

この制度ができたのは、関東大震災から四年後の一九二八(昭和三)年。新設された公衆衛生看護部の中に作られた。家庭訪問看護師の仕事は、学童検診、妊婦の家庭訪問、産前産後の保健指導、新生児の育児指導などが中心で、訪問先は東京市内全区にわたっている。だが、退院患者の自宅への訪問は週二回程度にすぎなかった。

その公衆衛生看護部が、訪問看護科と保健指導科に分かれてそれぞれ独立したのは一九九二(平成四)年になってからである。聖路加国際病院が五二〇床全個室の新病院として生まれ変わったときだ。訪問看護科のトップであるマネジャーに抜擢されたのが、押川真喜子であった。もともとは聖路加看護大学のOGで、外部で訪問看護の経験を積んでいたのだが、公衆衛生看護部に空きができた八九年秋に、経験を買われ、引き抜かれるような形で入職していた。

お嬢さま、東京へ

押川は一九六〇(昭和三五)年、宮崎県延岡市で生まれた。父は陸軍士官学校出身で、母方の祖父が創業した延岡の老舗デパート「アヅマヤ百貨店」の三代目社長だった。兄と弟に挟まれたお嬢さまとして、伸び伸びと育った。言いたいことは言い、やりたいことはやる〝カリスマ看護師〟の素地は、すでにその頃からでき上がっていた。「本当は医師になりたかった」というが(弟は医師)中学・高校時代はバスケットボールに夢中になっていたから、医学部受験はそもそも無理だったと、あっけらかんと振り返る。

聖路加看護大学への進学は父に勧められた。母は若い頃東京の女子大で学んでいるので賛成である。

「普通の大学に行くよりも、将来、技術が身につく看護大学がいいよ。アメリカでは医師と看護師が対等に仕事をしている。日本の看護師の地位も、あと一〇年もすれば、もっと上がるはずだ」。父はそう言って聖路加の名前を出した。士官学校で学び、東京に住んだこともある父は、聖路加国際病院と附属の看護大学のことを知っていた。看護師がどんな仕事をするのか、ほとんど何もわからなかったが、東京に出て四年間ひとり暮らしができる、その魅力の方が大きかった。

一九七九(昭和五四)年四月に入学。最初にショックを受けたのは病院の実習で、入院患者の身の回りの清潔を保ち、排泄の援助をするのがまず基本である、と教わったときである。

「大学にお金を払って入り、人のウンチの世話をさせられている。看護師ってこんなことまでするの」、押川は泣きながら、両親に電話で訴えた。これには母も驚き、「すぐに帰っていらっしゃい。いやなら無理をすることなんてないから」と即座に応じた。

そう言われると、逆に冷静になって一呼吸置くことになる。まだ始まったばかりだ。なんとか続けてみよう。そのうち摘便(手袋をはめ、指を肛門から入れて、便を掻き出す)にも慣れて、どうにか同期生たちの後ろからついて行った。

こんなこともあった。

がん末期のおばあちゃんを受け持ったときである。張り切った実習だったが、風邪を引いて最後の実習を休んでしまった。そんなある日、「おばあちゃんが真喜子のことをすごく心配してたよ」と、クラスメートが伝えてくれた。その一週間後、真夜中に目を覚ますと、おばあちゃんがニコニコしながら枕元に座っている。いろいろ有難う——と言っているようにみえる。そのうち再び眠ってしまった。夢にしてはあまりにも生々しい。かったので、翌日おばあちゃんのいる病棟に行ってみると、昨日亡くなったという。押川はしばらくの間、夜になっても寝付けなかった。そんな神経質なところもある。

内科病棟の実習では、学習態度が悪いと叱られたり、些細なことに反抗したりした。なにしろ自由奔放に育っている。仕送りもたっぷりある。はじめての大都会で気儘に遊び回った。ディスコ全盛の頃である。六本木の流行りの店はたちまちのうちに制覇した。

大学から近い銀座での一流クラブホステスのアルバイトも経験した。もちろん大学には内緒である。クラブに出勤するときは一〇本の指に綺麗なマニキュアをして髪の毛もそれらしく一工夫した。もともと目が大きく、華やかな顔だちで、話術も巧みだ。その上に念入りに化粧を施せば、誰が見ても売れっ子のホステスに見えたに違いない。

昼間は看護大学生として落伍しない程度について行った。張り切って同期生たちの先頭に立ったのは、年一回の体育祭のときくらいだろうか。各学年対抗のバスケットボールの試合では、水を得た魚のように動き回り、皆の目を釘付けにした。

そのほかのことでもリーダーになったことはあるが、たいていは学業や実習以外である。当然、大学では良くも悪くも目立つ学生であった。体調を壊し、強制的に入院させられたときには、何日目かに脱走を試みて病院中を大騒ぎさせた。「普通の看護師になれるのかねえ」大学や病院の先生たちは、眉を顰《ひそ》めることもあったが、「看護師にはなりません」、押川は平然としていた。

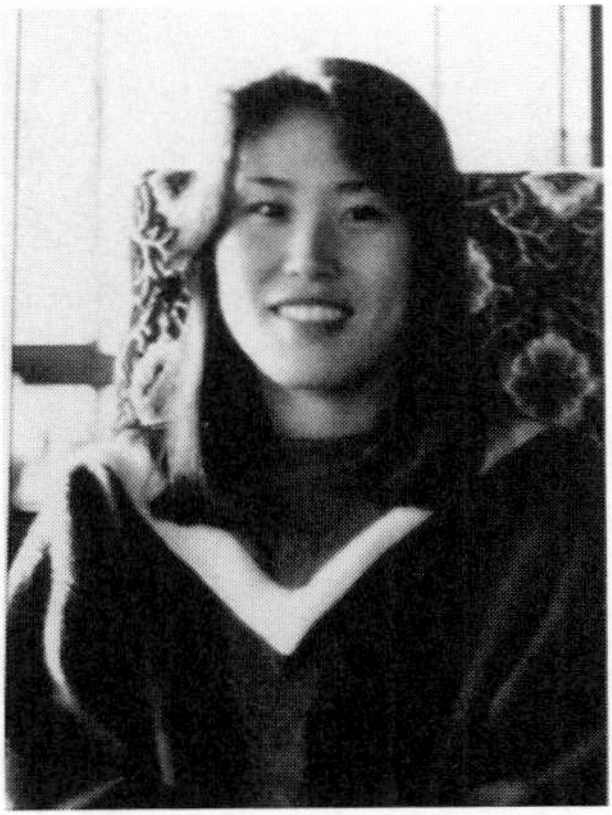

卒業アルバムの押川真喜子．
「あっぱれな生き様　誰もが
目をみはる」とある．

## 保健師として

一九八三(昭和五八)年四月、聖路加看護大学を卒業した押川は、東京都板橋区の保健所に新人保健師として就職する。

看護大を卒業すれば、看護師と保健師の国家試験受験資格を得ることができる。合格後、たいていは看護師の道を選ぶ。同期生の大半は看護師として聖路加はじめ、各地の病院で社会人として第一歩を踏み出していた。

看護師は病気になった患者の世話をするのが主な仕事だが、保健師は保健所や学校などに所属し、健康相談など予防業務が守備範囲である。しかしそんな境界線を越えて担当することもまれにはある。板橋保健所に入ったばかりの新人押川は、まさにそんな例外的なケースに遭遇することになる。

押川が保健師を選択したのは、病院勤務は無理だと思ったからだ。いずれ結婚するつもりだったので、「とりあえず就職」という気持ちもあった。保健所勤務は公務員だから、プライベートな時間が持てるとも考えた。だが、保健師の仕事は生半可なものではないことをやがて思い知ることになる。

保健所には何人かの保健師がいてそれぞれが担当の地区を受け持ち、その地区に住む患児・患者の家庭訪問や所内での健康相談に応じる。新人の押川は板橋区の三つの地区(約三万人)を割り当てられ、ベテランのKさんから引き継ぎを受けた。少しずつ馴れていった頃、ひとりの重症患者と出会う。長年入院中のNさんである。

Nさんは一九七五年、四二歳のときに呂律《ろれつ》が回らなくなり、検査の結果、筋萎縮性側索硬化症《きんいしゅくせいそくさくこうかしょう》(ALS)と診断されていた。少しずつ筋力が衰えて歩けなくなり、最後には呼吸筋まで止まってしまう病気である。すぐ大学病院に入り、人工呼吸器がつけられた。その後、症状が安定したので板橋の自宅近くの病院に転院。ところが、その病院が突然閉鎖することになり、転院先も見つからず、Nさんは否応なく自宅に帰されることになった。入院中であればいざしらず、これほどの難病患者の自宅看護は考えられない。

そんなある日、退院の迫ったNさんを訪ねると、奥さんがいて「なんとか自宅に帰りたいから助けて」と頭を下げられた。その場の雰囲気に呑まれて「わかりました」と押川は返事をしてしまった。後先を冷静に考えるゆとりもなかった。こうなったらやるしかないか──。持ち前の強気と負けん気が頭をもたげる。

保健所に帰り、所長にこと細かく報告すると、

「なに？　そんな難病の人を自宅に帰して保健所が主体で看るんですか。どこか他の病院を探せないんですか。行政機関には限界があります」

所長は日頃の穏やかな表情を一変させた。

「所長、地域の住民が家に帰りたいと希望したら我々は協力する義務がありますよね。しかも入っている地域の病院が閉鎖されるんですよ。緊急事態じゃないですか」

押川は平気で反論した。

他のベテラン職員たちはしばしば無言で所長と新人のやり取りを聞いていた。そのうち押川に共感した先輩が対応策を出しはじめた。緊急時の体制として、Nさんに何かあれば区外の大学病院が受け入れてくれることになり、そのさいの救急車の出動要請の公文書まで提出した。ホームドクターには、父の後を継いだばかりのO医院のO医師に押川が直接、交渉して承認を得た。それらの結果、O医師を中心に保健所長、予防課長、保健師がチームを組み、週に何回、どのような形で訪問できるか、何度も話し合いを持った。押川は保健師以外に看護師の資格も持っている。しかし「臨床経験」はない。そこでNさんの入院先の病院で、大学で習ったはずの「看護技術」をもう一度勉強し直した。同僚の看護師について、気管切開した穴から痰を吸引したり、ガーゼ交換やカニューレ（人工呼吸器を装着させるために穴を開けた気管に入れているチューブ）交換時の介助方法などを習った。

一九八三年一一月一一日、Nさんは自宅に帰った。

退院の翌日から日・祭日を除く毎日、押川はNさんの自宅を訪問する。ホームドクターが週一回、大学病院の専門医が月一回往診。歯科衛生士らとも連携を取りながら、押川はチームでの訪問体制を作り上げていった。Nさんの職場の応援や妻や母親、息子など家族のサポートもよかった。

何もかも揃ったうえでの訪問ではあったが、なにしろはじめての経験である。停電になったときでも機械を動かせるよう、自家発電機の装備も必要だった。Nさん本人とは頭を左右に振れば動かせるベルや「あいうえお」の文字盤を使ってコミュニケーションをとった。家族の反応も、そのときどきで違うことを知った。押川はひとつひとつのことに戸惑う。だが、そんなところを見られたくない。まして、保健所から派遣された保健師が「はじめてです」「わからない」と口にすれば、患者は不安になるだけである。

ほとんどの場合、患者、家族と相対するのは訪問保健師ひとりである。いちいち病院に連絡して医師の指示を仰ぐことなどできない。その場で瞬時に決断を下す。場合によっては看護師の職権を超えて判断したり、処置しなければならないこともある。ひとり何役もこなす必要があるのだ。

Nさんはその後二八年間も在宅療養を続け、二〇一二(平成二四)年六月、七七歳で亡くなっている。四十九日が終わった直後、押川はNさん宅を訪れ、家族と思い出を語り合った。押川の看護の原点となった人である。

訪れる先で待っているのはNさんのような人ばかりではない。知的障害の子ども、寝たきりの高齢者、事故後のリハビリ患者などさまざまである。若いお母さんが待っていてくれて、ふたりでぐずる子どもをなだめ、励まして、幼稚園に通わせる。迎えのバスにあっさり乗り込んでくれる日も、そうでない日もある。地域の健康診断に立ち会うときもある。高齢者の自宅への訪問では、聞き上手でなければならない。容態の安定しているおじいちゃん、おばあちゃんは、話し相手を待っているのだ。

Nさんをはじめ、さまざまな出会いを経て、押川は保健師の仕事を選んでよかったと思うようになる。一方で、少しずつ限界を感じるようになっていた。訪問した先々で対応できることは、もちろん必要だが、保健師の仕事はどうしても広く浅くになりがちだ。ここらで「臨床で看護を経験したい」という思いが強くなってきたのである。

診断や治療の技術はこの先どんどん進化していく。延命可能な時代になる。一方で、施設や病院の総定員や入院期間は現在以上に制限されてくるはずだ。いずれ在宅看護の時代がくる。そのときには訪問看護師の需要はもっと増えるだろうし、より高度な看護技術も要求される。訪問看護を続けるには、人間の生死の場面にもっと多く関わって、目の前で人が倒れたようなとき、どう素早く対応できるか、看護技術をもっと身につけておくべきだ。そのためにはまだ体力のある今のうちに、臨床看護(入院患者に対する看護)を徹底的に学ぶべきだと思うようになった。

## 「一番忙しい病棟で」

一九八六(昭和六一)年四月、押川は、まる三年勤めた板橋保健所を辞め、日本大学附属板橋病院に看護師として転職した。こうと決めると、さっさと実行する。その後の人生の転機でも、ためらったり迷ったりはしていない。

面接のとき、看護部長は「せっかく公務員として頑張っていたのに、辞めてくるとはなかなかですね。あなたの希望の病棟へ行ってもらいます」、即座にそう応じてくれた。

「内科系で一番忙しく、重症患者の多い病棟で働かせて下さい」

押川らしい、張り切った、気負いのある返事である。

循環器系疾患や腎臓病など重症患者の多い病棟に配属された。しかし、一週間も経たないうちに悲鳴をあげる。看護大を卒業して三年経つものの、大学の実習では要領よく手を抜いていたし、保健所では保健師としての仕事が中心だったから、臨床看護の実力はほとんどないに等しい。「押川さん、この薬の作用は?」、「この患者さんはどこに注意して看護する?」、「えっ、わからない? あなた看護大出身じゃないの?」先輩から集中砲火を浴びた。抗がん剤の坐薬をうまく入れることができず、うろたえたこともある。痔持ちの患者さんだったため、ことさら痛がったのだ。このときは見かねて手を差し伸べてくれた医師が、自分の手で坐薬を入れることになった。この医師にはその後もよくしてもらった。そうなれば、こちらも看護師として頑張らねばと思う。プライドをかなぐり捨てて、病棟看護師の仕事を改めて身体に覚えさせた。心にも刻んでいった。

医師と看護師は協力し合って患者の治療や介護にあたる。医師は看護師よりより多くの専門的知識を持っているが、看護師とは上下関係にあるわけではない。看護師の方が経験豊富な場合もある。研修医とベテラン看護師では、看護師がリーダーシップをとることもある。そして何年かするとその立場が逆転する場合もある。

押川は医師を苦手と思ったことは一度もない。弟も医師だから親近感もある。だが、人間だから感情の動物だ。虫の居所が悪いときもある。機嫌のいいときもある。顔色や表情を見て、一言二言、言葉を交わせば、相手が今どんな状態なのかがわかる。そのペースに合わせるのだ。「押さば引け」の呼吸が大切である。医師との関係が良好でなければ、看護師という職業はつとまらない。

病棟勤務になってやっと仕事にも馴れた頃、はじめて患者の死に立ち会った。人はいつか必ず死ぬ。まして重症患者のいる病棟では「死に出会う」のは常にあることだ。そう理屈ではわかっていても、心のどこかで回避したい気持ちがあったように思う。

その日、押川は準夜勤のシフトに入っていた。あと数十分で深夜勤のスタッフに申し送りができると思ったそのとき、Hさんの身体に付けられたモニターの調子が変わった。ピッ、ピッ、ピッと心臓の音に合わせて規則正しく鳴っていた機械音が、ピッ……ピッ……と間隔を開けはじめた。押川の心臓が跳ね上がった。どうしよう。口には出さず、慌ててHさんのベッドに駆けつける。Hさんは肝臓がんの末期で、すでに痛みを取る対症療法だけになっていた。身内は息子ひとりだが、東京から遠く離れていて、すぐには来られない。最近は見舞いにも顔を出していない。「Hさーん」、耳元で呼びかけても反応らしきものはない。主治医に連絡を取り、その間、押川は手に触れてみたり、血圧を測ったりして浮き足だっていた。主治医と引き継ぎの看護師が来た頃、Hさんは息を引き取った。

病床担当の患者さんの最後を見送るのは、このときがはじめてである。わけのわからない涙が次から次へと溢れてきた。Hさんの身体を清めて新しい着物に着せかえようとするのに、なかなかはかどらない。悲しい、いや違う。淋しい、いやそれも違う。Hさんの八〇年近い人生のほとんどを知らない。もちろん身内ではない。知人でもない。病棟の受け持ちの患者さんとしてほんの二週間ほどのお付き合いでしかない。でもその人の最後を見届けたのだ。人間の死に出会うということは大変なんだ——。

一方で元気になって退院していく人も大勢いる。退院前日からその人は張り切っている。まわりのベッド、隣の部屋にまで退院報告に行く人もいる。そんなときはこちらまで嬉しくなる。看護師って喜怒哀楽の激しい商売だなあ。押川はちょっと肩をすくめてはにかむように独り笑う。

三十代前半で亡くなったTさんも忘れられない。

Tさんは白血病で入退院を繰り返していた。押川がTさんの担当になったときも、五回目の入院であった。化学療法の副作用で頭髪が抜け、個室に移っていた。六歳と四歳の男の子がいて、ふたりの写真をベッドサイドに置き、いつも眺めていた。「可愛いですね」、押川が声をかけると、「会いたいけど、ともかく完全に治って退院しなければねえ」と応じていた。その後も入退院は続く。その間隔は短くなるばかりだ。なぐさめや励ましの言葉もかけようがない。

最後の入院となったとき、Tさんは床屋に行って頭をツルツルに丸めていた。今回の治療にのぞむ決意なのか、それとももう治らないと諦めたのか。押川はただならぬものを感じた。何日かすると「もうダメなのかなあ。どうしたらいいのかなあ」などと、問いかけでもない、自らに言い聞かせるような言葉を口にするようになった。どう返事をしたらいいのかわからない。黙ってその場に付き添うしかなかった。Tさんはベッドの上に座って、窓の外の景色に見入っていることが多くなっていた。高台の病院の六階からは、東京の夜景がとても綺麗に見えていた。

そんなある日、Tさんは突然、意識を失った。つい先ほど奥さんが面会に来て、ごく普通に会話していたのに……。すぐに蘇生が始まった。手動式のアンビューバッグで肺へ酸素を送り込む医師。懸命に心臓マッサージをする医師。点滴の準備、血圧を測る看護師たち。Tさんの部屋では多くの医療者たちが慌ただしく動き回り、騒然となった。そこへ急の知らせで駆けつけた奥さんとふたりの子どもが、声もなく茫然と立ち尽くす。やがて声をあげて泣き叫び、Tさんにすがりつく。医師が心臓マッサージの手を止めたときが臨終である。医師、看護師たちの行動はいわば死を迎えるための「儀式」のようなものである。そうはわかっていても、何ともいえない空しさを感じるのだった。

## 転機

こうして、さまざまな入院患者に接し、多くの「病院死」を見送る。日大板橋病院の看護師になって一年目も二年目も、一二月三一日の深夜勤(大晦日の夜から元日の朝までの勤務)を務めた。除夜の鐘を聞きながら、元日の朝まで働くのである。「この時間帯に勤務するスタッフは、勤務表を作る主任に嫌われている証拠よ」。先輩の看護師が皮肉を言うが、そんなことではへこたれない。アパートに帰っても誰も待つものはいない。病院は見知った顔ばかりだ。話し相手も山ほどいる。大晦日の深夜、押川は六〇人分の小水をためる紙コップを並べて「明けましておめでとう」とマジックで大きく書いていった。気がつかない人もいるかもしれないが、喜んでくれる人もいるだろう。

二年三カ月経って、押川はふたたび退職を決意して周囲を驚かす。病棟看護師としての仕事をひと通り覚えたというのが表向きの理由だったが、本当は延岡の両親から見合いを勧められていた。気がつけば二八歳になっている。

病院や大学の同期生たちが盛大な送別会を開いてくれた。だが、延岡に帰った押川は、デパート社長の父から秘書の肩書をもらいはしたものの、実際にはこれといった仕事もなく、悶々《もんもん》とした日々であった。見合いに近いことは何度かしたとしても、「結婚したい」と思うような男性はなかなか現れなかったのだろう。

東京の街で学生時代から約一〇年を過ごした押川にとって、延岡は生まれ故郷ではあるものの、刺激のない退屈な町に過ぎなかった。結局、半年で再び東京に舞い戻ることになる。

直接の動機は、聖路加国際病院の公衆衛生看護部に欠員ができて誘われたからである。結婚を考えて郷里に戻ったものの、具体的に進展するところまではいかない。一方で、仕事にも未練がある。どっちつかずの状態のときに、母校の病院から絶好の話が舞い込んだのだ。

一九八九(平成元)年一月、押川は六年ぶりに聖路加に戻る。今度の職場は母校の系列病院だ。張り切って入職した。ところが、公衆衛生看護部は伝統のある部署ではあったが、その実態は赤ちゃん検診の育児指導や糖尿病・腎臓病の外来での保健指導などが中心で、実際に訪問看護に出かけるのは週二回、それも半日ずつしかない。これでは保健所の仕事と変わらない。伝統はあるものの、保守的な体質がそのまま引き継がれているともいえた。

新しく訪問看護の看板を掲げてやる以上、「訪問」を中心に据えた体制に変えなければ意味がない。スタッフも臨床経験を積んだ看護師や訪問に意欲のある人を集める必要がある、そう思い、病院の幹部を説得して回った。大学の同期生たちは他の病院に移ったりして散り散りになっていたが、親友の何人かが病棟の主任になっていた。訪問看護の仕事は病院内各科の主治医から依頼を受けてはじめて成立する。親友を突破口にして、病院内の医師、看護師たちに訪問看護の重要性をアピールして回った。

「在宅療養が可能だと先生が判断し、患者さんや家族が家に帰りたいと願っているケースならどんな重症な人でも引き受けます。処置についても、しっかり、皆でトレーニングしていきます」

セールスマン顔負けの猛アタックである。各病棟で中堅看護師として働いている同期生たちには、「退院後も訪問した方がいい患者さんがいたら紹介してよ。私たち「訪問専門」が引き受けるから」と話し、一方で継続療養の必要な患者さんをたくさん受け持つ主治医をマークして、機会をみては訪問看護の必要性を説いて回った。

あるとき、内科のA医師から「体制さえ整えば、すぐにでも家に帰してあげたいと考えている患者がいるんだ。ただ毎週カニューレを交換してほしいんだ。僕の目の前でやってみせて、患者さんと家族を安心させてよ」と言われた。

医師は有無を言わせず、いきなり押川の腕を取り病室に連れていった。カニューレ交換といっても患者さんによって辛さも反応も違う。そのとき、とっさに板橋保健所でのNさんを思い浮かべた。保健師になりたてで、はじめて訪問看護をした人である。あのとき、カニューレ交換の介助を必死で練習したではないか。押川は少し震える手をなんとかごまかして無事にカニューレ交換をやりとげた。そしてその患者さんの訪問看護は実現したのである。A医師は以来、訪問看護の良き理解者になってくれている。

先にも触れたが、押川が働き始めて三年が経った一九九二年五月、聖路加国際病院は五二〇床全個室の新病院として生まれ変わった。それを機に公衆衛生部は訪問看護だけを専門に行なう訪問看護科と病院内で育児指導や保健指導を担当する保健指導科に分かれ、それぞれ独立することになった。この年に国の訪問看護ステーション制度も発足しており、訪問看護の充実を叫び続けた押川の声が病院の上層部を動かしたといっていい。訪問看護科のトップ、ナースマネジャーには三二歳の押川が就任した。よしやるぞ。元気いっぱい張り切る押川は、スタートに先立ち、新しい制服を作りたいと提案した。

「毎日外に出て機能的に動くにはスカートではダメです。ズボンに統一すべきです。形もスマートな聖路加を象徴するようなものにしたいのです」

提案は思いのほかすんなり認められ、夏はモスグリーンの綿パンツに白のブラウスやポロシャツ、冬は紺のスラックスにセーターの「訪問スタイル」ができあがった。やがて二四時間ポケベルも携帯するようになる。

そんな押川の前に現れたのが細谷である。

「訪問看護の力が必要なんだ」

小児がん一筋に取り組んできた細谷は以前から、訪問看護の充実を待ち望んでいた。

「悪性腫瘍ができてしまった患児の中で、どうしても治らない子どもがいるんだ。病院で治療するのもいいけれど、残された時間を、なんとかもっと伸び伸びとした質の高い生活をさせてあげたい。それには、やはり住み慣れた家で過ごすのが一番だと思う。なるべく家にいさせてあげるためにも、お母さんや子どもたちが不安にならないように、訪問看護の力が必要なんだよ。これからは、毎日いつでも訪問できるでしょ？　協力してくれないかなあ」

細谷の訥々《とつとつ》と説くような口調は、押川の心の中に沁み込むように入ってきた。治る見込みのない子どもを在宅で看るのは、このときがはじめてである。

小学校六年生の昌子ちゃんは神経芽腫という悪性腫瘍を持った女の子だった。二五ページで紹介した、彩ちゃんと同じ病気である。他の病院で化学療法を受けていたが改善せず、本人が治療を拒否するようになった。その後、歩行困難となり、痛みも強くなり始めたので、両親の希望で聖路加の小児科を受診、痛みのコントロールを主体とした入院治療中に、細谷が訪問看護科の押川に声をかけてきたのだった。

昌子ちゃんは痛みがコントロールされてきたため、「家に帰る。帰りたい」とお母さんや周囲に当たり散らすようになっていた。押川が病室に会いに行っても顔を背けたり、知らん顔をするだけである。こんな調子では訪問看護に移ってもうまくいかないのでは、と不安になった。でも、まあそのときはそのときだ。気持ちを切り替え、前向きに考えることにした。家族を呼んでの病棟での話し合いで、細谷は現在の病状をこう説明した。

「今は危ないバランスを保っている、といったところです。化学療法を再開すれば、すぐに全身の状態は悪化するでしょう。でも今のままなら、もうしばらくは頑張れると思います。ただ、先のことはわからないので、「今日一日が無事に過ごせてよかった」と思えるように、一日一日を大切にしてもらいたい。在宅で過ごすか、入院したまま外泊を繰り返すか、ご両親が一番楽な方法をとりましょう」

お母さんは主治医の言葉にいちいち頷きながら、

「家の方が私の身体も楽ですし、なにより、あの子が退院を望んでいるので、家に連れて帰りたいのです。訪問をしていただけると安心ですが、どのくらい来ていただけるんですか？」

と、押川の方を見た。

「昌子ちゃんの状態と、お母さんが介護される状況を見ながら決めていこうと思ってますが、保険適応で毎日訪問できますから大丈夫ですよ」

そう答えると、緊張気味だったお母さんの顔にほっとした表情が浮かんだ。その日から三日後に昌子ちゃんは退院した。

訪問開始からしばらくは、毎日訪問します――口で言うのは簡単だが、他の患者への訪問や管理職の仕事を考えると、相当大変になることは予想できた。それでも、とにかく本人が不安や苦痛を抱かず、精神的に安定して過ごすことができるように、そして両親が少しでも後悔することがないような介護ができるように、とかなり高い目標を掲げたのだった。押川ともうひとりのスタッフが一日交代で訪問することになった。

はじめて押川が訪問した日、昌子ちゃんは機嫌がよく、明るい笑顔で迎えてくれた。お母さんには「あれ取って」、「これやって」と相変わらず我儘いっぱいだったが、病室のときのようなヒステリックな口調ではなかった。押川の言葉にも素直に耳を傾け、「動かないと背中が赤くなるの。床ずれができちゃったのかな。でも、横を向くと心臓がドキドキしてくるから、いやだなあ。お尻の骨も赤くなってるでしょ。そこも痛いの」と、次々訴えてきた。「そうだよ。ちょっと辛いけど、ゆっくり横を向いてみて。看護師さんが、これ以上悪くならないようにお薬をつけるから。ほら、頑張って」

訪問するたびに少しずつ心が通い合うようになった。昌子ちゃんは玄関を入ってすぐのリビングルームに置いたベッドで寝起きしていた。台所に立つお母さんの姿が見える位置である。いま冷蔵庫に何が入っているかを聞いて、自分の好物がいつもストックされていることを確認し、安心する。それは食欲が衰えていない証拠でもあった。

自宅に移って二週間くらいはまずまず病状も安定していた。それでも訪問の予定のない日に「痛みが出て泣いている」と電話があり、駆けつけることもあった。

「大丈夫だよ。痛み止めを増やすからね」

血圧を測ったり、胸の音を聴診器で聴きながらそばについていると、昌子ちゃんは落ち着きを取り戻してくれた。

「辛かったら、いつでも病院に連れて行ってあげるからね」

「病院はもういやだもん。看護師さん、次はいつ来てくれるの？　明日は来てくれないの？　どうして？」

痛みや孤独と闘う昌子ちゃんにとって、訪問看護スタッフは遠慮なく甘えられる相手だった。

「押川さんたちが来て下さると、私もあの子もすごく安心するんですよ。来てもらえない日は、何だかふたりして不安になってしまって」

お母さんからそう言われると、訪問看護師としての使命感が湧いてくる。自分たちが昌子ちゃんや両親を支えているんだ、といった自負も出てくる。

だが、ちょうどその頃を境にして、昌子ちゃんの病状は悪化しはじめた。

痛みは薬を使ってなんとかコントロールできるが、衰弱していくときの不快感や倦怠感は、薬では抑えられない。昌子ちゃんのそんな姿が脳裏に浮かぶと、訪問する押川の足取りは重くなり、気持ちもふさぎがちになる。昌子ちゃんも看護師の訪問を喜ばなくなってきた。身体の状態を知るために最低限必要な血圧測定や、床ずれの手当てをすることさえ、苦痛でたまらないらしい。在宅療養では、患者さんの嫌がることは極力行なわないのが基本である。しかし、譲れないケアもある。点滴や注射だ。昌子ちゃんに我慢してもらわなければならないケアは、一生懸命説明をして、納得してもらったうえで行なうのだが、これが一苦労だ。

子どもは正直だから、どんな理由があってもいやなものはいやだ、とはっきりしてい る。気持ちを受け止めようとすればするだけ、自分が行なっているケアが空しく感じられる。どんなに心を尽くしても、家族にはなりきれない。医療者として行動しなければならない自分と患児の間には、埋められない溝がある。そんな思いにとらわれて、押川にとっても訪問が苦痛になりはじめていた。昌子ちゃんのケア拒否はますますエスカレートするばかりである。

「横向くのもいや——。もう何もしたくない。いつになったら治るの？」

耐えきれない怒りをぶつけてくる。怒る力が残っているのだから、まだ頑張れるかもしれない。

押川は、なんとか冷静になろうとするが、もう言葉も出てこない。何を言っても空しく響く。看護師としてどうすることがベストなのか。自問自答しても、焦りが増すばかりである。

そんなある日、無力感がピークに達する出来事があった。昌子ちゃんは、もう攻撃してくる力もないくらい身体が弱り、疲れていたに違いない。押川に向かって、虚ろな目でこう言った。

「看護師さん、私、いつになったら治るのかな？」

一瞬、返す言葉がなかった。うろたえた気持ちを察知されないように、ドキドキしながら、

「なかなか治らなくて辛いよねえ」

やっとの思いで応じる。

「うん――」

小さな瞳から涙が流れていた。

何か言ってあげなきゃ。そう思いながらも、なかなか言葉が見つからない。押川は苦し紛れに、

「お父さんもお母さんも、一緒に頑張ってるから。昌子ちゃん、もう頑張れない？」

「いつまで頑張ればいいの？」

「それがわかったら、それを目標に頑張る？」

「うん」

「わかった。じゃあ、細谷先生を連れてくる。細谷先生に聞いてみようね」

「うん──そうして」

押川は答えるのが辛いところを細谷にゆだねてしまった。主治医の細谷はこの場にいない。今、患児と相対しているのは自分である。訪問看護師の責任で、自分の言葉で話すべきではなかったか。なぜ逃げてしまったのか。

押川は自分を責めた。そのとき、ふたりのやりとりを聞いていたお母さんが隣の部屋に入り、声を押し殺して泣き始めた。二年間、娘と二人三脚で病気と闘ってきたやりきれない気持ちがいっきにあふれ出したのだ。その姿を茫然と見つめながら、自分の頬にも涙が伝うのを感じた。それを拭うこともせず、お母さんが泣きやむのを、ただじっと待った。一〇分か、あるいは二〇分か。果てしなく長く感じられた。同時に無力な自分がたまらなく惨《みじ》めでもあった。しばらくして、帰ろうとすると、眠っていたはずの昌子ちゃんが、

「看護師さん、ありがとうございました」

と、押川の方に顔を向けて言った。

「いいえ、どういたしまして。また来るね」

泣き出しそうになるのを必死にこらえ、やっとの思いでそう言うと、昌子ちゃんに背中を向けて、小走りに玄関に出た。どうやって病院まで帰ったのか。まるで覚えていない。すっかり夜になっていた。ふらふらと小児科へ行くと、たまたま細谷がいた。

「先生……私は何もできない無力な看護師です。昌子ちゃんやお母さんが苦しんでいても、心に響く声さえかけられない。ただ、一緒に泣いているだけなんです。一〇年間、自分なりに看護師として頑張ってきて、なんとかやれるという気持ちがあったんですが……すべて私の驕《おご》りでした。もう私は自信がありません。昌子ちゃんに「ありがとう」なんて言ってもらう資格、ないんです。もう訪問になんか行けません」

周囲には誰もいない。押川は大声をあげて訴えた。

細谷は黙って聞いていた。押川が取り乱した姿を見るのははじめてだった。言葉を取り繕《つくろ》っても意味はない。自分の信念を、正直に伝えよう。細谷はそう思った。

「何も言わなくても、お母さんのそばで一緒に涙を流しただけで、充分、看護師としての役割は果たしているよ。僕は泣けなくなったら、医者を辞めようと思っているくらいだよ」

その一言で、押川の肩の力がすっと抜けていった。

寄り添っているだけでいいんだ。主治医と訪問看護師がそんなやりとりをした夜遅く、昌子ちゃんの容態が悪化した。緊急連絡を受けて細谷と押川が駆け付けると、昌子ちゃんはふたりの顔を見るなり、弱々しい声で訴えた。

「もう、頑張れない」

「昌子ちゃんが頑張れなくなったときには、きっと楽になれるように、神さまはちゃんと考えてくれているから、大丈夫だよ」

細谷が覗きこむようにしてそう囁《ささや》くと、昌子ちゃんは安心した表情でゆっくり頷いて、うとうとしはじめた。私にはあんなふうには言えない。押川は主治医の語りかけに感心した。誇張も嘘もない。相手のことを想って、飾らず、率直に、本当のことを話している。子どもはその言葉を聞き、安らかな気持ちになる。

二時間後、昌子ちゃんは両親の見守る中で、眠るように、その短い一生を終えた。細谷に引っ張ってもらいながら、なんとか小児がんの子の最期に立ち会えた。このときより少し後になってからだが、死別の悲しみとは別に、仕事をやり終えた達成感のようなものも感じることができた。

また、子どもたちのターミナルケアにトライしてみようかなあ。

押川は一歩前に踏み出していた。

## 笑顔が見られるまで

ある年のクリスマスとお正月を間近に控えて、病院も慌ただしい空気に包まれていた。そんなとき、細谷から連絡が入った。

「一六歳の女の子なんだ。七歳のときから白血病と闘ってきたけど、今回は難しそうなんだよ。まだ治療中なんだけど、できれば家に帰してあげたいと思ってねえ。一度病棟に会いに行ってみてよ」

数カ月前からときどき、細谷の口から、その女の子・ゆかりちゃんの話題が出ることがあった。だが、押川は、自分が担当するのはまだ先だと思っていたから、その子のことをよく知らなかった。とにかく先入観なしでまず会ってみようと、小児病棟に向かった。いざ病室に入ってみて、思わず固唾《かたず》を呑んだ。

抗がん剤のために頭髪は抜け、顔もむくみ、たくさんの点滴に繋《つな》がれていた。これが青春真っ盛りの少女の姿なのか。しかも七歳のときから白血病と向き合っているのだ。想像を上回る重苦しい雰囲気が漂っていた。

押川は一瞬ひるんだ。が、何か言葉をかけなければならない。

「はじめまして。今度ゆかりちゃんが家に帰ったとき、お宅まで様子を見に行く訪問看護師の押川です。よろしくね」

「よろしく」

小さな声で返事をしてくれたものの、こちらの顔を見ようともしない。

これは最悪だ。ひとりで来るべきではなかった。思わず心の中で呟《つぶや》いていた。実は、ゆかりちゃんはディズニーランドへの外出が病状悪化のため中止となり、爆発寸前のときだったのだが、そんな事情など知る由もない。難しい年頃だし、私には荷が勝ちすぎるかもしれない。言い訳を考えながら小児科へ行くと、細谷に機先を制された。

「ゆかりちゃんは病院が嫌でたまらなくてね。入院するといつも、あんな不機嫌な顔になっちゃうんだよ。なんとか帰れる状態にさせて、ゆかりちゃんの望む在宅療養ができるようにしてあげたい。それには訪問看護がどうしても必要なんだ。是非、君たちの手を借りたい。よろしくお願いするよ」

そこまで言われると、もう断れない。自分の思いを呑み込み、よし、ゆかりちゃんの笑顔が見られるまでやってみよう、と気持ちを切り替え、一日置きに病室を訪ねることにした。機嫌の良い日も悪い日もあったが、いちいち気にしないことにした。天気だって日によって変わるではないか。

ゆかりちゃんは七歳のとき、白血病と診断された。八歳になってお父さんの転勤で上京し、それ以来、聖路加の細谷のもとで治療を続けている。

押川が出会ったのは二七回目の入院中だった。両親の決断でゆかりちゃんは一〇歳のときに病名告知を受けていた。一一歳のとき卵巣に再発し、摘出した。一四歳で二度目の再発。これは化学療法で対応、一五歳になってお姉さんからの骨髄移植を行なった。しかし一六歳のとき三度目の再発がわかった。これが押川と会う半年前である。

新年になってすぐ、医療チームと両親で話し合いを持った。お父さんもお母さんも、長年、家族の白血病に立ち向かっていると思えないぐらい明るく振舞っていた。お姉さんを含めた一家四人は最近、千葉県浦安市のディズニーランドに近いマンションに引っ越していた。ゆかりちゃんのたっての希望だったそうだ。

話し合いの席で細谷は、今後の方針について両親にこう説明した。

「骨髄からは今のところ悪いものは出ていません。しかし、これまでの経緯を考えると残念ながら再発する可能性が大きいのです。とりあえず小康状態にある今、ゆかりちゃんの望む在宅療養を始めてみましょう。在宅でも、何もしないのではなく、よい状態が少しでも続くための治療は行ないます。しかしゆかりちゃんの生活の質《クオリティ・オブ・ライフ》を考えて、あまり強い治療は行なわない方向でいきましょう」

そのあと、ゆかりちゃんに向かって、こう言った。

「今は骨髄から悪いものは出ていないよ。無事退院だ。新しいおうちで、家族四人水入らずの生活を楽しんでね。でも治療は続けるよ。病院では治療優先でいくけど、家ではゆかりちゃんの意見を聞きながらやっていくからね。「今日は点滴はやりたくない気分」とか言ってくれていいんだよ」

噛んで含めるような説明であった。

押川は週一回のペースで訪問することにした。聖路加国際病院からゆかりちゃんが住む浦安市の新築マンションまで一時間二〇分かかる。バリアフリーのリビングルームで出迎えてくれたゆかりちゃんは、病院では見たこともない笑顔を見せ、明るかった。

三カ月ほどは平穏な日々が過ぎた。しばらくして、血小板や赤血球の輸血が開始された。細谷と一緒に行なった輸血は深夜までかかったが、ゆかりちゃんは元気だった。病状は一進一退しているが、本人は念願のディズニーランド行きの計画に夢中である。

いよいよその日がやって来た。体調は必ずしも良い状態ではなかったが、細谷の判断で決行された。車椅子のゆかりちゃんはビッグサンダー・マウンテン、イッツ・ア・スモールワールドなどのアトラクションを楽しみ、グッズをたくさん買い込んだ。家族四人、水入らずの夢の一日は無事に終わった。

その後、骨髄の検査で白血病細胞が認められ、それまでよりさらに強い治療が開始されることになった。そのさい、一時入院か在宅のままがいいかと問われたゆかりちゃんは、在宅での治療を希望。押川は訪問日数を増やして対応したが、何日かして発熱、入院を余儀なくされた。肺炎だった。だが入院五日目にお母さんが訪問看護科に押川を訪ねてきた。

「昨日、ゆかりとふたりで泣きました。もう何もかもイヤ。身体も疲れた。家に帰りたいと言います。肺炎と白血病に対して、まだ何かできるのならこのまま病院にいますが、見込みがないのであれば、望みどおり家で過ごさせてあげたいのです」

早速、細谷に報告し、その夜、両親と話し合いが持たれた。

「今、一番の問題は肺炎です。しかしこれを完全に治すことを優先すれば、退院のチャンスを逃すことになると思う。入院のメリットは、検査データを細かくチェックしながら治療できること。在宅のメリットは、ゆかりちゃんがニコニコしていられること。在宅では入院中のような臨機応変の対応はできなくなる。ご両親のお気持ちはいかがですか？」

言葉を慎重に選びながら、主治医は手のうちをすべてさらけ出した。

「ありがとうございます。私たちはゆかりの気持ちを最優先させたいと思います。不安や苦痛のない時間を少しでも長く持続させてやりたいのです」

両親は、在宅での治療を決断した。

その後、退院したゆかりちゃんが膵炎になって病院に戻るなど曲折はあったものの、しばらくして完全に在宅治療に移った。

押川たちの訪問は週三回に増えた。自宅に戻ったゆかりちゃんは落ち着いた精神状態が続いていたが、頻繁に輸血をしたり、毎日のように抗生物質の点滴を必要とした。

七月の最後の週、細谷の往診に押川も同行した。

ゆかりちゃんは食欲がまったくなく、吐き気があって辛そうだった。輸血が終わったのは午後七時を回っていた。突然、ゆかりちゃんが「今からディズニーランドの花火を見に行きたい」と言い出した。二回目である。両親の表情は固まっている。

「今日で花火は終わるの。今日しかないの」

大人たちは黙ったままだ。誰も来年があるとは言えない。しばらく沈黙が続いた。

しばらく目をつぶっていた細谷が静かに言った。

「よし、行こう。いつも頑張って治療に協力してくれてるからね。ディズニーランドはここからすぐだし」

ゆかりちゃんの顔がパッと明るくなった。

大人全員が一斉に立ちあがった。慌ただしく用意をして、すぐ出発である。たった二〇分程度ではあったが、ディズニーランドの園内で念願の花火を見物することができた。行きの車中で吐いていたゆかりちゃんはディズニーランドではまるで別人のように明るく、大はしゃぎだった。

押川は、細谷の素早い決断に感心するというより、衝撃を受けた。見事なものだ。花火を見ながら、それとなく細谷の表情を窺ったが、普段と何ら変わるところはなかった。

それからゆかりちゃんの病状は日に日に悪化していく。一カ月ほどして細谷と押川が訪ねると、ゆかりちゃんがいきなり「またディズニーランドに行きたい」と口にした。もう誰も驚かない。ゆかりちゃんの生命の輝きは次第に失われている。

数日後、三回目のディズニーランド行きが決まった。

その日ゆかりちゃんは朝から張り切ってお化粧をしてもらい、ボブカットのかつらをつけた。お姉さんは学校があって来られなかったので、押川と細谷が両親に同行した。最初に目指したのが、できたばかりのスプラッシュ・マウンテン。車椅子は最優先され、ゆかりちゃんは最前列の席に、隣に押川が座った。過激な乗り物は苦手だったが、そんなことは言っておれない。満面の笑みを浮かべてはしゃぐゆかりちゃんの隣で、押川は引きつったような作り笑いを頬に張り付けて、防護手すりにしがみついていた。パレードを見て、お買物もした。全員で撮った写真。思い出の一枚。ゆかりちゃんはその日一日中、笑顔を絶やさず元気いっぱいであった。

二日後、押川のポケベルが鳴った。ゆかりちゃんが呼吸困難に陥っているという。両親に、酸素の流量を上げるなど、とりあえず楽になる応急処置のやり方を説明した。

さらに二日後の真夜中、ふたたびポケベルが鳴った。ゆかりちゃんの呼吸がまたしても苦しくなっているという。こうなればモルヒネを使うしかない。そう考えていると、またポケベルが鳴り始めた。急いで細谷に報告する。

「病院に救急車でくれば三〇分。先生と私で家に向かうと二時間かかります。ゆかりちゃんにどちらがいいか聞いて下さい」

電話口のお母さんに必死の思いで伝えた。すると「先生と押川さんがきてくれるなら家で待ちたい」、そう言っているという。

押川はどんな服装で家を飛び出したか覚えていない。通りかかったタクシーに乗り、病院に急いだ。細谷も、目黒の自宅から車を運転して病院に向かった。病院で緊急の薬を用意したふたりが細谷の自家用車でゆかりちゃんの家に着いたのは、午前三時近かった。モルヒネの点滴を始めると、みるみる呼吸が楽になっていく。ゆかりちゃんはしきりに周囲を確認して頷き、軽く眠りはじめた。周りに家族がいることも、細谷と押川が来たこともわかったようだ。朝の六時になった。嫌いだった点滴も外し、みんなでゆかりちゃんを見守っていた。やがて最後の頑張りである下顎《かがく》呼吸がみられ、静かに一七年の生涯を閉じた。三度目のディズニーランド行きから五日後のことである。

「全然苦しそうでなくって、本当によかった」

お父さんが誰に語りかけるともなく言った。

「お姉ちゃんも、最後、一緒にいてあげられてよかったね」

押川が言うと、お姉ちゃんは目に涙をためて頷いた。

「きっと、皆さんで充分、誠意をつくされたから、ゆかりちゃんも満足してますよ」

細谷は、そう言うと不意に立ち上がって洗面所に向かった。その目が赤くなっているのに、押川は気付いていた。

その数年後、細谷はサンフランシスコで行なわれた国際小児がん学会に参加した。年に一度のこの学会は細谷にとって唯一の国際学会で、アメリカ留学の頃の友人とも会えるので楽しみにしている。その年のシンポジウムは充実していて、有意義な一週間を過ごすことができた。最後の日、ちょっと贅沢をしてホノルルで一泊し、体調を整えることにした。昼過ぎにチェックインしたホテルの部屋から夕焼けを見るともなく眺め、ぼうっとして過ごしていた。留守の間に溜まっている仕事のことは頭から追い出した。

　ホテルの中の和食店で簡単に夕食を済ませ、早々に部屋に引き揚げた。冷蔵庫からチーズとジンを出し、ベランダへ出てみた。一〇階のベランダからはワイキキの夜の浜辺が一望できる。散歩している人もいる。どこからともなくハワイアンも聞こえてくる。タンブラーに氷を入れ、ジンを注いでトニックウォーターで割る。チビチビ飲んでいるうちに気分が緩み、ゆったりしてきた。誰も見ていないので足をガラスのテーブルの上に乗せて、さらに飲んでいるうちに、いつしか夢を見ていた。ゆかりちゃんを見送った日の夢である。

　あの夜、押川と駆けつけたのは午前三時を回っていた。緊迫した時間が過ぎていく。ゆかりちゃんを看取った後かその少し前だったか。顔を洗おうと立ち上がり、キッチンの横を通ると、背の高いお姉ちゃんが肩を震わせながらお米を研いでいた。ジャッ、ジャッ、ジャッ。その音でふと、細谷は夢から覚めた。死にかかっている妹のすぐ横で、生き続けていく人たちのために朝食の支度をする。生きていることが哀しく思える一瞬だった。ふんわり炊きあがったご飯は海苔を巻いたおむすびになっていた。何ともいえない味がした。

## R君との出会い

一九九六(平成八)年四月に入ってすぐ、R君が両親と一緒に細谷のもとを訪れた。お父さんは大手新聞社の出版局勤務。お母さんは敬虔なクリスチャンである。R君は年齢より大人っぽい感じのする少年だった。

前の年、一三歳になって間もなく右目に腫瘍が見つかった。涙腺のがんで、大学病院で摘出後、放射線治療をして退院したが一年後に再発。眼科から内科に移ったが腫瘍はどんどん大きくなり、吐き気も頭痛もひどいという。お父さんとお母さんは、「できれば痛みを取る治療を中心に自宅で診ていただけないか」と聖路加にやって来たのだった。両親はR君の命がそう長く続かないことを知っていた。

細谷はまず、入院してもらうことにした。

検査してみると、がんは右目の眼窩《がんか》の中ばかりでなく、鼻や頭蓋骨の中まで広がっていた。すぐ痛みを取る治療が始まった。二週間もすると頭痛はほとんど無くなり、少しなら話もできるようになった。自宅でのターミナルケアを始める前に、両親とR君に病気の現状をきちんと説明することになった。押川とチャプレンも呼ばれた。押川にはいずれ在宅看護を担当してもらわなければならない。そのためには最初から関わってもらった方がいい。

細谷は、R君の方をじっと見てゆっくり話し始めた。

病気の原因になっている腫瘍はタチの悪いもので、そうなった原因はわからない。それが脳に近いところにあるので、頭痛や吐き気などの症状が出て来る。今は治療で少し元気になっているけれど、それは痛み止めやむくみを減らす薬が効いているからで、この状態がいつまで続くか誰にもわからない――。話を聞くR君や家族にとってはむろんのこと、細谷ら医療関係者にとっても辛い話し合いであった。

この日、細谷は、R君に三つの約束をした。

一つ目は、医師や看護師がウソをつかないこと。

二つ目は、全力を尽くして痛みを取る。苦しくないように、辛くないように工夫すること。

三つ目は、嫌なことをしないこと。

話が終わって、細谷が「R君の方から何か質問はないかな」と聞くと、黙ってうつむいたままである。無理もない。たった今、病名を知り、具体的な説明を受けたばかりなのだ。「何か話したいことがあったら、いつでも声をかけてよ」、そういってその場は終わりになった。

中心静脈カテーテルを埋め込む手術も終わって、在宅ケアが始まった。その頃から、訪問担当に小児科の小澤美和医師も加わっていた。

R君の家は埼玉県浦和市にある。最初の訪問は押川がひとりで行ったが、二回目は小澤と一緒に訪ねた。

「Rは、ときどき自分の思いをふっと口にするときがあります。それを聞きたいと思うのですが、私がべったりそばにいると、嫌がって怒りだします」

と、お母さんはふたりに打ち明けた。

R君の家の近くにお母さんが通っている教会がある。以前、R君も日曜学校に行っていたが、いつの間にか途絶えていた。右目が痛く、身体もだるく、それどころではなかったのだろう。次の訪問のとき、「でも、最近は私がベッドサイドでお祈りするのを嫌がらなくなりました。先生方のおかげです」。お母さんは、ちょっと嬉しそうにそう教えてくれた。

定期往診日に細谷が行くと、お母さんが「夜は不安が強くなるようで、私に隣の弟の部屋で寝ていてほしい、と頼まれました」と半ば心配そうに告げた。

「素直に不安を訴えてそばにいてほしいと頼むのは良い傾向ですよ」、細谷は答えた。

R君は小さい頃から野球が大好きで、しかもうまかった。中学ではレギュラー争いをし、帝京高校に進んで甲子園へ出場することを夢見ていた。今はその夢も叶いそうにないが、せめて東京ドームぐらいには連れていけたら。R君の両親はそう考えていた。

五月に入って押川とチャプレンが訪問した。その日は痛みがひどく、痛み止めを増やしたので、R君は眠っていた。

「頭痛に加えて耳鳴りが始まったようで、夜中にちょっと不安な様子がみられます。私のすべての時間をかけてあげたいのですが、ほかの家族もいるのでそうもいきません。そのことでうしろめたい気がして……」

お母さんのそんな言葉に、チャプレンは、お母さんは現実をきちんと捉えられているし、自分の悩んでいることをうまく言葉にだすことができているから大丈夫、という印象を持ったようだ。

病状は悪化していたが、R君からは「病院に戻りたい」という意思表示はまったくなかった。

押川が「点滴はこのあとどうしようか?」と尋ねると、「やってもやらなくてもあまり変わりがない。どっちでもいいよ」と応じる。やめたい、とは言わなかった。在宅ケアがはじまって以来、お母さんは「点滴をすると、具合がよさそうに見えて安心」と言っている。そんなことも微妙に影響しているのかもしれない、と細谷は考える。

残されている時間はそれほど多くない。細谷は退院のとき「お父さんは、コンディションの良いときを積極的に見つけて何かイベントを企画して楽しませる係を、お母さんは、大丈夫よ、と不安を消す係をしてみてはいかがですか」と提案していた。

まず、お母さんの実家がある兵庫県の宝塚に二泊三日で行くことになった。吐き気もあって不安いっぱいだったが、仲良しの従兄にも会え、楽しく過ごせた。五月下旬には東京ドームに日本ハムの試合を見に出かけた。夕方五時に家を出て、試合開始から終了まで四時間観戦した。ドームの中では歩いても平気だったが、夜、帰りついてから何回も吐いた。次の日から、がん細胞に圧迫されている脳の負担を減らし、痛みを取るために本格的な点滴治療が開始された。

「ドームに行って無理をしたからでしょうか?」

お母さんの心配に、押川は「ドームに行っても行かなくても、悪くなったはずです。行けて良かったと思った方がいいですよ」と説明した。横で聞いていてその通りだと細谷も思った。

点滴治療の効果が出てきた頃、今度は左目が見えなくなってきた。人の顔を見分けるのも難しい状態である。

「まったく目が見えない人って、暗闇の中にいる感じなのかな、こわいな。見えなくなるんだったら、死んじゃったほうがいいな」

R君がぽつりといった。

「このまま見えなくなるというふうにはいわずに、どこかに望みを残してもらえないでしょうか」

お母さんが、すがりつくように病院に電話をかけてきた。

次の日、小澤医師がR君を訪ねた。

「左側が見えないのは、右側からの影響なのだと思うけど……そういう場合には、いったん見えなくなったとしても、また回復してくることもあるんだよ。もう一回病院に入ってなんとかできないか、眼科の先生に頼んでみようか」

「いやだ」

R君はなんのためらいもなく、拒否した。

五月も末になった頃、痙攣《けいれん》がはじまった。押川が駆け付けて、応急処置をして収まったが、痙攣を防ぐ薬を使うことになった。その影響で意識がぼんやりして、ほとんど眠ったような状態で過ごすことになる。

「きのうの夜、お兄ちゃんの所へ行って「お兄ちゃん、ぼくだよ」っていったら、手を握り返してくれたよ」

弟のS君がお母さんにそんな話をしたという。

何も知らされないまま、お兄ちゃんの死に出くわしたらS君のショックは大きいので、あらかじめ大体のことを話しておいて下さい、と細谷から告げてあった。もし、大好きなお兄ちゃんがいなくなってしまう前に、何かできたと思ってくれたら、S君のその後の立ち直り方もちがうはずだ。

五月三一日、お母さんの希望で、近くの教会から神父が来て、洗礼式が行なわれた。R君はクリスチャンになったのである。

六月になって血圧が下がり始めた。一四日の午前中に時間を取って、細谷はR君の診察に出かけて行った。すでに呼吸も脈拍も末期の特徴を示していた。お父さんが何気なくこう言った。

「意識が少し戻っているときでしょうか。Rがちょっと手を動かしたとか、何か声を出していったとかいうことが、とてもうれしいのです。こうして、家族で看てあげていられることが、充分に幸福だと思います」

その一言を聞いて涙があふれてきたが、細谷は拭《ぬぐ》おうともしなかった。R君は両親とやさしい弟に見守られながら、まもなく旅立とうとしている。

六月二〇日午前五時二〇分、R君は永眠した。

次の日のお通夜は、洗礼を受けた教会で行なわれた。雨上がりの教会の庭は、R君に最後のお別れをしようという人たちであふれていた。野球部の友人たちも顔を揃えている。野球帽にユニホーム姿で棺に納められたR君は、いかにも名選手だったことを髣髴《ほうふつ》とさせる。今にも起き上がってきてプレーしそうに見えた。

## 訪問看護という仕事

訪問看護ステーションには各科から訪問依頼を受けた患者や患児の名前、依頼された月日、病名、主治医、転帰(亡くなった日にちと場所)を書いた記録がある。

細谷からの依頼は、一九九二年六月一七日からはじまっている。訪問看護科が設立されてすぐだ。子どもの在宅ケアは難しい。だから、たいていの場合は押川が自分で担当する。回りきれないときはスタッフの中から選ぶ。その頃、押川の下には五人の訪問看護師がいて、六〇人前後の家を訪問していた。

患者やその家族にとっては、退院して家で看てもらう方が経済的にも精神的にも負担が軽減するはずである。

一方、訪問家庭が増えるほど看護ステーションの成績はあがるように思えるが、物事はそう簡単ではない。患者の症状や訪問先の近い遠いに関係なく、一日の訪問料はすべて同じ。そもそも看護サービスを時間、訪問先の遠近などで割り切って金額に計上することに無理や矛盾がある。現在の医療は「仁術《じんじゅつ》」と「採算」という二律背反を宿命づけられているのだ。

聖路加国際病院で訪問看護を受けるには、まず利用者や家族が主治医かケアマネジャーに相談するか、直接看護ステーションに行くことから始まる。一搬的には主治医の指示のもとで訪問看護の内容や料金が説明される。介護保険の場合、利用料の一割が自己負担だ。基本利用料(八時―一八時)は三〇分未満約五四〇〇円。三〇分以上六〇分未満約九五〇〇円。六〇分以上九〇分未満約一万三〇〇〇円である。このほか夜間(一八時―二二時)、早朝(六時―八時)、深夜(二二時―翌朝六時)は割増料金となる。さらに病状によっては別の費用が加算される。

押川たち訪問看護師はこれら料金とサービスの内容を相手にわかるように説明して、どのサービスをどの程度受けるか、納得してもらったうえで契約する。病院の管理者は各部門を独立採算制で考えているから、看護ステーションにも常に赤字にならないように要求してくる。だから、退院して在宅に移せそうな患者を探すため、時間があると院内の各科を「営業」して歩く。これも押川の仕事となる。

病院内で働く看護師は医師の指示を受けたり、看護師同士で連携を取りながら仕事を進めていく。仮に患者との間にトラブルがあっても、間に入ってくれる関係者はいくらでもいる。だが、訪問看護師は医師と同行の場合もあるが、ほとんどはひとりで家庭を訪ねる。そこでの在宅ケアは何から何まで任され、責任が伴う。たまには、医師の領域にまで踏み込まなければならないときもある。とっさの判断と機敏な対応が要求される。

本来ならば、看護師は、毎朝、看護ステーションに顔を出してから訪問先に行くことになっているが、自宅から直行した方が便利な場合もある。そのあたりのことは、うるさく言わない。それぞれに任せている。そうはいっても、たまにはやりあうこともある。

ある日、訪問から帰ってきたスタッフが病状が改善しない患者さんについて報告をした。聞き終わった押川は納得しなかった。

「状態は充分わかったけど、入院させるかどうかの最終判断のひとつに血液検査をやってきても良かったんじゃないかな？」

「でも、どうせ血液を採ったところで、先生は新たな治療の指示を出したりはしないと思いますよ」

「けど、必要があると思えば、まず採ってこないことには始まらないよね。先生は何もしないとはじめから決めつけるのもおかしいじゃない。今度こそ何かしてくれるように、私たちからのアプローチを工夫してみるのも必要でしょう？」

「貧血がひどいのがわかっているのに、これ以上血液を採るんですか？」

「それは屁理屈でしょ。たった四―五CCの血液を採ることに、何か危険がある？」

その場その場での判断を常に問われる環境にある訪問看護師は独立心もあるし、プライドもある。一度言い出したらなかなか引かない。押川も強い口調で言い返した。このままでは収まらない。その場はもう一度よく考えるように言って終わった。翌日、その看護師から「やっぱり検査は必要でした」と言ってきてくれたので、押川は正直なところほっとした。しばらくして、食事に誘った。フォローは欠かせない。こんなことの繰り返しである。

押川と患児たちの出会いと別れを紹介してきたが、訪問看護師として、押川はこれまでに一〇〇〇人をゆうに超す人たちのお世話をしてきている。その多くは高齢者だ。訪問看護には「それだけの魅力と醍醐味がある」と押川は言うが、口に出せない苦労もある。些細《ささい》なことに感謝してくれる人もいる半面、訪問した看護師をお手伝いさんと混同して「看護」以外の頼みごとを当然のように命じる人もいる。

## 看取り

押川がはじめて在宅死に立ち会ったのも、高齢の患者であった。訪問看護師として聖路加に戻った半年後である。

八〇歳の前田さんという男性だった。見るからに明治生まれという風貌をした頑固そうな人で、膀胱がんが見つかったときはすでに末期の状態であった。わずかな望みをかけて病院で治療を選択する人の方が多いかも知れないが、前田さんは病院が嫌いだった。長男は父の意思を尊重して在宅療養に踏み切った。自宅での介護は前田さんの妻と長男のお嫁さんが中心になる。入院中も口数が少ない人だった。治療の場所を自宅に移すに当たって、押川が病室に挨拶に行ってもほとんど会話にならず、どうなるのかなあ、と不安だらけである。ところが、いざ家に帰ってみると態度が全然違うではないか。

「ああ、どうもご苦労さん。痛いところもなく過ごしているよ」

訪問した押川を見て穏やかな表情で応じる。やはり家の方が居心地がいいのだ。訪問看護師をしていて「よかった」と思うのはこんな瞬間である。

そうはいっても、積極的な治療を受けていないので、前田さんの容態は少しずつ悪くなっていく。明治の男なので我慢強い。「大丈夫」とそのつど返事をしてくれるが、痛み止めの薬を定期的に使うようになってからは、さすがに元気がなくなってきた。家族からは、「痛みがもっと強くなってきたら私たちでは無理なので、すぐに入院させて下さい」と相談を持ちかけられた。そう思うのも当然である。しかし本人はどうだろう。自宅にいる方がストレスも少ないはずだ。せっかく在宅で、と決めたのだから、本人の意思を確かめながら、できるだけ家にいさせてあげたい。訪問も頻繁になるだろうし、痛み止めの薬も増えるだろうが、やむを得ない。

入院患者の療養方針を決めるとき、家族が同じ意見でまとまるとは限らない。死に対する考え方も違う。前田家の場合も迷いや戸惑いはあったものの、まとめ役の長男が父の想いに寄り添おうと考え、家で看取ることになった。その場合ひとつ気がかりなのは、「死亡宣告」である。法律上、患者が息を引き取ってから二四時間以内に医師が往診して行なわなければならない。結局、主治医と話し合い、主治医が不在のときは前田家の知人で近くに住む別の医師が来てくれることになった。

それから数週間後の朝早く、長男から押川のもとに電話がかかってきた。「様子がいつもと違います。来ていただけませんか」。声が上ずっている。前田さんの家は聖路加国際病院から歩いて一〇分のところにある。その距離が随分長く感じられた。早く早く。押川が息を切らして到着すると、前田さんは静かに眠っているように見えた。しかし、血圧は低く、心臓の音は弱々しくなっている。奥さんやお嫁さんがベッドの脇で懸命に手や足をさすっている。「前田さん、苦しくなぁい？」、押川が呼びかけると、薄目を開けてかすかに頷く。「安心してね。皆いるからね」。集まっている家族たちは無言で、空気は張り詰めている。

病院なら心臓の動きを見るモニターが取り付けられているが、在宅では何もない。血圧を測りたいが、家族の輪の中に入って行くのが憚《はばか》られる。輪の外からじっと見守っていた。子どもたちを学校から早退させた方がいいか、と長男が聞く。押川は一瞬の間を置いて応じた。「あと数時間だと思います。会わせたい人は呼んで下さい」

そのうちに孫たちも集まりはじめた。みんながベッドを囲んで口々に声をかける。前田さんもそのつど頷く。しかし反応もにぶくなっていく。家族の意思を尊重し、強心剤の投与もせず、心臓マッサージもしない。延命処置をしない在宅での最期である。命が尽きていく様《さま》をただ見守ることに、看護師として戸惑いを隠せなかった押川だが、次第にその場の雰囲気に同化していく。人間の最期というのは、これが自然の形なのかも知れない。

人間の感覚で最後まで残るのは聴覚である。聞こえていないようにみえても、かけられた言葉は、本人に届いていたはずだ。前田さんは意識が朦朧《もうろう》とする中で右手をあげて、家族に挨拶をするようにして息を引き取った。悲しいには違いないが、やり切れない雰囲気ではない。家族全員で看取ることができたという満足感のようなものも漂っていた。
訪問看護師の究極の仕事は「在宅死」を看取ることである。人の最期はそれぞれ違う。さまざまな感情が凝縮し、交錯する。それらのひとつひとつに、二〇年以上にわたって、押川は反応してきた。

多くの在宅患者の最後を見送ってきた押川も、自分の両親の死はまったく違った体験だった、と吐露している。

二〇〇〇年夏、両親は宮崎県延岡市から、押川と兄弟のいる東京へ引っ越してきた。親子が近い距離に住んでいる方が何かと便利だし、すぐ駆けつけることもできるからだ。上京してすぐ父は健康診断のため聖路加に入院して、あちこちの検査を受けた。最後の日に食道・胃・大腸にがんが見つかった。あまり良くない。押川はこれまで患者にがんを告知してきたが、自分の父に言うときには、たった二文字の重さを改めて実感した。食道と胃の全摘出、大腸再建という大手術で、八時間かかった。手術は成功したものの、体重は約二〇キロ落ち、体力も気力もめっきり減退した。その後、入退院を繰り返した。ついには医師から気管切開して人工呼吸療法を継続するか、延命治療は行なわず本人の残された生命力に任せるかの選択肢が提示された。

押川は訪問看護師として、日頃自分が口にしていた言葉を反芻した。「ご自宅でどう過ごしていただくか、家族でよく相談して意思統一しておいてくださいね」。家族にとって難しい選択を、職業とはいえ何度となく迫っていたのだ。いざ自分の家族のこととなると、そう簡単ではない。同じ家族でも倫理観、価値観は微妙に違う。父は曲折を経て在宅療養に踏み切ったが、ゴールの見えない療養にそれぞれが少しずつ苛立ったのも事実であった。訪問看護では一面しか見えていなかった家族の苦悩を肌で感じた。結局、父は一年半後に亡くなった。手術なんかしなかった方が良かったのではないか。辛い思いをしてあんなに頑張ったのに。その思いは、今も消えない。

それから五年後の二〇〇七年二月、今度は母が下咽頭がんと診断された。

押川は、母と医師である弟と一緒に病院に行き、専門医の説明を聞いた。化学療法、放射線療法、切除術の選択肢があった。父の術後を間近で看ていたこともあって母は手術を断り、放射線治療を選んだ。一年後に再発。やむをえず再発部分を手術で除去した。それから丸四年経た二〇一一年二月、下咽頭がんの再再発が判明した。このときの医師の病状説明は納得がいくもので、三月三一日に手術をした。

〈今回の手術ではがんの範囲が大きかったので「確実ながん」のみ削り、「怪しい部分」は残した。そのため再度手術の可能性大〉

母は日記にそう書き残していた。その後、食道への転移や中咽頭にも再びがんが見つかるなど病状は悪化していく。しかも食道がんの方は、病状説明をする医師もそのつど違い、押川は苛立ちを募らせた。九月六日に下咽頭がんの合併症に対して、三度目の手術。これは大変な手術であった。咽頭部の手術後に粘膜が萎縮してくっついた部分をはぎとり、母の大腿部から皮膚をその部分に移植した。術後の痛みも強く、鼻から太いチューブが一カ月以上も挿入されたままだった。一〇月二一日やっと退院した。

翌二〇一二年六月、押川は兄夫婦と自宅の居間で、死後数日経った母を発見する。

「退院後、母は兄の職場の近くのマンションで独り暮らしをしていて、特に兄が頻繁に会ったり電話をしたりしてくれていました。二日か三日、間が空いたので、兄夫婦と部屋に行ってみたら、チェーンがかかっていて応答がない。管理人にチェーンを切ってもらって中に入ったら、母は定位置のソファでいつものように横になったまま、息を引き取っていました。眼鏡をはずして、まるで眠っているようでした。テレビもつけっぱなし、大好きなウイスキーのコップもそのままでした。苦しんだ様子がまったくなかったのが唯一の救いでした」

二〇一三年三月末、押川は聖路加国際病院を退職した。五二歳だから、まだまだ働き盛り。六五歳の定年まで一三年もある。ほとんどの人は寝耳に水と驚いたが、細谷、井部、石松たちには前年の秋頃からそれとなく話してあった。母の死がひとつのきっかけになったかも知れない。

訪問看護師として聖路加に呼び戻されてから、全力疾走してきた。ここらで一休みしてもいいのではないか。だが、まだまだ元気いっぱいの押川は、辞めて一カ月も経たない四月中旬、日野原重明から「呼び出し」を受けた。「もうひと働きしなさい」というのである。否も応もない。連休明けの五月から、聖路加の近くにある有料老人ホーム「サンシティ」(関東一〇カ所、大阪に四カ所)の「銀座イースト」のケア部門統括責任者として勤務することになった。このホームは聖路加国際病院と提携しており、双方を結ぶ定期バスも運行している。押川は、週に三日から四日、銀座イーストに通っている。

# 3
# 「看る」という仕事

## 井部俊子

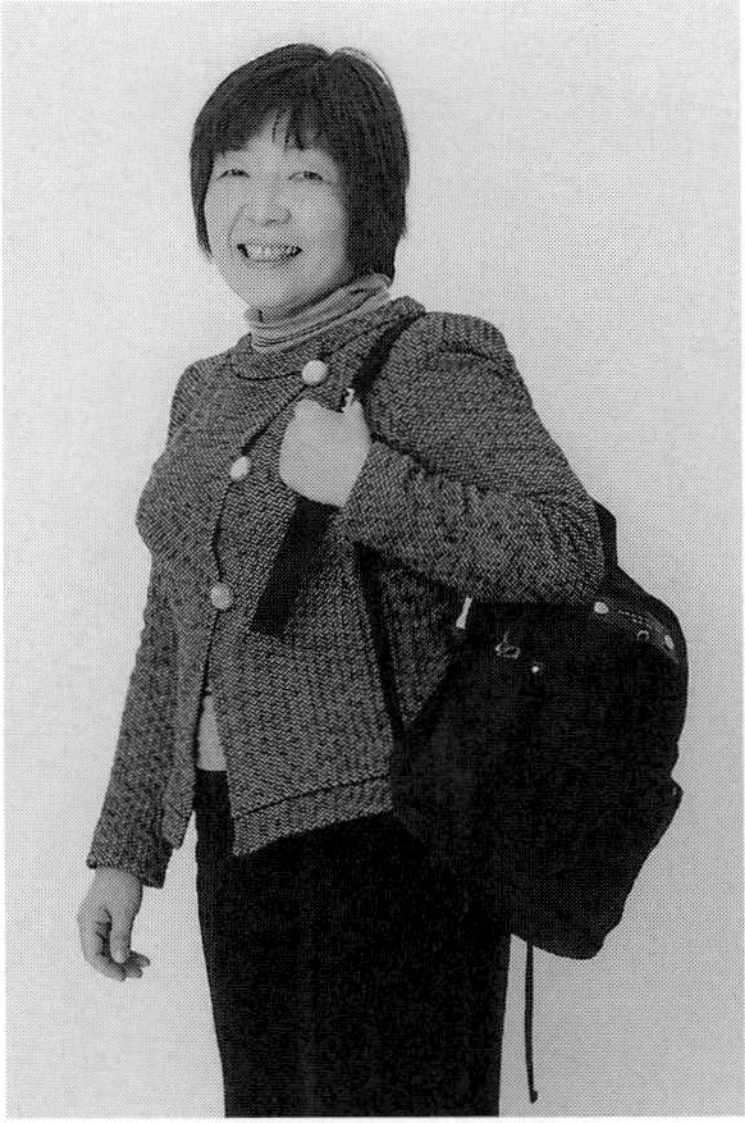

井部俊子，2013 年冬，通勤のスタイル

二〇一四年二月、文部科学省は、聖路加国際病院と聖路加看護大学の法人一体化を同年四月一日付で認可する、と発表した(前年一二月二三日、文部科学省から聖路加国際大学に名称変更が承認されていた)。

二年前の一二年四月、聖路加看護大学の理事長は日野原重明から病院長の福井次矢に交代していて、近い将来大学と病院が連携強化を図るための法人一体化を目指していた。大学の学長は病院の副院長・看護部長から移った井部俊子がすでに八年間、その職にあり、そのまま続投することに決まっていた。大学の年間予算は約一二億円だが、病院は二四〇億円と規模が違う。大学理事会は法人一体化が実現したら、看護学部以外にも医療人の育成を目指す新しい学部をつくりたいとの構想を抱いている。

井部は二〇〇三年四月、一〇年間にわたって務めてきた聖路加国際病院副院長・看護部長から看護大学に異動してきた。病院の看護部門のトップとして、やるべきことはほぼやり遂げたという実感を持っていた。

学長に就任したのは翌〇四年四月一日である。

その年の一〇月に新潟中越地震が、一二月にはインドネシア・スマトラ島沖で大地震・津波が発生した。医療現場では医師の臨床研修が制度化された。一方、新卒看護師の早期離職が問題となっていた。大学院生の増加や図書館の充実、カリキュラムの変更、大学が七年ごとに受けることになっている大学基準協会の「相互評価」に向けての自己点検・評価――毎年度何らかの目標を掲げ、達成の努力をしてきた。

二〇一一年三月一一日、修了式・卒業式を終えた翌日に、東日本大震災が発生した。井部は、教職員のボランティア活動を出張扱いにし、学生のボランティア活動の単位化を認めた。全壊した日本赤十字石巻看護専門学校に二一六冊の図書を寄贈。福島県相馬市の「心のケア」チームに参加、五月からはNPO法人日本臨床研究支援ユニットと「きぼうときずな　福島県災害支援プロジェクト」を作り、一年間で教員、大学院生、学部生、同窓生、認定看護師教育課程修了生など延べ一〇七五人を、いわき市、郡山市、相馬市に派遣した。

## 恥ずかしがり

井部は新潟県の西端、富山県との県境にある青海《おうみ》町(現糸魚川《いといがわ》市)で生まれた。市町村合併前の人口は約三〇〇〇人。日本海に面しており、荒波が打ち寄せる親不知《おやしらず》子不知《こしらず》からも近い。町を見下ろすのは、海抜一二〇〇メートルの黒姫山。石灰岩でできた山であり、麓には大きなセメント工場がある。井部の家は黒姫山と日本海の間の平地にあった。

祖父、祖母、セメント工場に勤める父、母、そして井部と妹の六人家族。姉妹の通う青海小学校は、家から歩いて五分の丘の上にあった。校庭には大きな桜の木が何本もあって、春には満開になり、学校中が輝いて見えた。二宮金次郎の銅像も建っていた。井部はその頃から本を読むのが好きで、『車輪の下』の読書感想文で賞をもらったこともある。親に「勉強しなさい」と言われたことは一度もない。「少女フレンド」や「りぼん」といった漫画雑誌が全盛の頃で、級友たちのほとんどが読んでいたが、漫画は禁じられていたので、こっそり隠れて眺める程度だった。

六年生のときの担任は竹田先生というハンサムで若い男の先生だった。ある休みの日、女の子数人で先生の下宿に遊びに行ったことがある。先生は紅茶とケーキを出して歓待してくれた。いろんな話をして何時間か経ち、そろそろ帰る頃になったが、誰も出された紅茶とケーキに手をつけていなかった。その間、先生は何度も勧めてくれていた。井部は食べたかったが、みんなが食べないのでこういうところでは遠慮するものだと変に納得していたのだ。

そのうちに、竹田先生が「どうして食べないのだ」と怒りだした。井部は反省した。本当は紅茶やケーキが大好きなくせに、そのことを素直に表に出さず先生の気分を害してしまった。こうしたいとか、こうしたくないとか、自分の考えは率直に伝えないといけないんだ。

小学生の頃の井部は大変な恥ずかしがり屋で真面目だった。当時の遠足は往復とも歩く。往路のコースに家がある。ちょうど家の前にさしかかる頃、母や祖母が「行ってらっしゃい」と手を振ってくれる。だが、井部はまっすぐ前を向いたまま通り過ぎた。遠足の途中、よそ見をしてはいけないと思っていたし、まして親に手を振るなど恥ずかしくてできなかった。ずっと学級委員をしていたことも、性格形成に影響を及ぼしている。クラスの中の特定の人と仲良くなってはいけないとか、常に正しいことをしなければならないとか、弱い者の味方にならなければいけない、といった考えが、いつの間にか身についてしまっていた。

井部がはじめて人の死に遭遇したのは、小学校六年生のときだ。

祖父が亡くなる一カ月ほど前、病院から戻った母は井部と妹を台所に呼んで、おじいちゃんの病気は重く、長くはないようだから、家族全員で最後まで看病しようと告げた。祖父は一度も入院せず、家で亡くなった。

今でも井部は、そのときのことをはっきり覚えている。

祖父は座敷に横たわっていた。母が便器を当ててあげたり身体を拭いて寝巻を替えたりしていた。母はその頃高級品だった養命酒を祖父に飲ませていたので、養命酒は祖父の思い出につながる。祖父の名は俊次。井部の名前(俊子)は祖父から一字もらった。

祖父がこの世を去ってちょうど一〇〇日経った日の朝、祖母がぽっくり亡くなった。

「きっとおじいちゃんが迎えに来てくれたのよ」と母は言った。

家の玄関には「助産婦　井部」の看板がかかっていた。

母は助産婦を仕事としていた。自分が受け持っている妊婦のお産になると、雪の日でも雨の日でも、夜中でも出かけていった。一日がかりのときもあった。ときには夜遅く父が迎えに行くこともある。母のいないさびしい食卓を囲むこともしばしばだった。

中学校に入って二年生になると、生徒会の副会長に推されて立候補した。一〇〇〇人近い全校生の前で演説をした。はじめての体験だった。そのとき、上級生の男子から「はっきり自分の考えを言わなければいけない」と注意された。井部は、会長候補の「Kさんと同じです」と話したのだ。そのことを恥じた。そうだ、自分の考えを堂々と述べるべきだった。自分の意見を聞く人にわかるように話さなければいけない。

中学を出て新潟県立糸魚川高校に入った。進学クラスに進んだ井部は、将来、ふたつの道を頭に描いていた。ひとつは聖路加看護大学に入って看護師になること。もうひとつは早稲田大学文学部に進んでジャーナリストになることだった。母の仕事の関係から看護師や役場の保健師の仕事を知っていて身近だったし、魅力を感じていた。文章を書くのも好きだった。

次の年の春、聖路加と早稲田を受験。早稲田は落ち、聖路加に合格した。はじめてといっていい挫折体験から井部は意外に早く立ち直った。母は看護師になって苦労するよりは別の仕事をと思っていたようだが、井部自身は人間を相手にする生々しい仕事に魅力を感じていた。

## ナースの二つの道

一九六五(昭和四〇)年四月、井部は聖路加看護大学に入学した。前年に短期大学から四年制大学になったばかりである。

その当時は、看護師になるのにどうして大学まで行く必要があるのかという考え方が一般的であった。だが井部は看護師になるからこそ、大学まで行って学ぶべきだとその頃から思っていた。看護は人間と人間の係わりが重要なテーマである。人間について、人生について、あらゆる角度から勉強しておく必要がある。当時、看護教育を学部に持つ大学は全国で一一校、卒業生は年間約五五〇人。それが二一〇大学(二一六課程)、卒業生はおよそ年間一万六〇〇〇人(二〇一三年四月現在)になっている。

聖路加看護大学は井部の学生の頃、全寮制だった。

一学年四〇人が二人一部屋で生活する。毎日が楽しかった。朝は礼拝から始まる。食事の後、部屋の掃除、授業と規則正しくカリキュラムが進む。夜の門限は七時。門限を過ぎると鍵がかけられる。門限を過ぎたときは外から友人に電話をかけ、舎監の先生に頭を下げて門を開けてもらう。もちろん、そのときひとことお説教をされる。窓の下を焼き芋屋が通る。その気配を感じて二階から籠に紐を付けて買う豪の者もいた。

　朝の礼拝をさぼろうとしたり、消灯時間を過ぎても電気を消さないでおしゃべりするために、灯りが外に漏れないよう黒い布で窓やドアに目張りをしたりしたこともあった。最後の一年は寮を出て、赤羽のアパートから通った。その頃銀座の書店でアルバイトをしていて、三島由紀夫を間近で見た。話しかけるほどの度胸はなかったが、友達には自慢した。演劇部で「ガラスの動物園」の母親役を演じた。役者になるのもいいなと思ったが、自分の本分をわきまえ、看護の世界に留まった。

　卒業と同時に看護師となり、聖路加国際病院五階の外科病棟に配属された。日勤(午前八時―午後四時)、準夜勤(午後四時―午前〇時)、深夜勤(午前〇時―午前八時)の三交代が原則だ。典型的な勤務体制は日勤を二日、深夜勤二日、準夜勤と遅番(午後一時から午後九時)を一日ずつ。そして翌日が休みである。

　外科病棟で三年目に看護副主任になった。その翌年主任に昇格。二五歳のときである(この頃、研修を終えたばかりの細谷が小児科に配属されている)。

　看護主任の下には、約二〇人の看護師や看護助手がいる。彼女たちに気持ちよく、持てる力を発揮してもらわなければならない。直接患者に接する機会が減り、管理的な仕事が増えてくる。患者と毎日やりとりしている方が緊張感もあるし、仕事をしている実感もある。このまま仕事を続けていくべきかどうか迷った井部は、その頃付き合っていたボーイフレンドに相談した。答えは明快だった。「もちろん、やるべきだよ。それしかない」

主任になって四年目の秋、井部は二週間の休暇を取ってアメリカの病院を視察した。アメリカの看護の現場と看護師に直に接してみたいと思ったからだ。いくつかの病院を見学したが、ワシントンのプロヴィデンス病院で貴重な体験をした。

臨床ナースにはふたつのコースがあった。

ひとつはベッドサイドナース。文字通り「ベッドのわき」、つまり臨床の現場で経験を積み、小児看護スペシャリストや心臓病専門ナースといった特定の専門分野に進む道だ。

もうひとつは管理者コースで、主任、師長などのマネジメント職を目指す。どちらの道も常に勉強を続けなければならない。日本のように一度国家試験に合格するとその資格が生涯通用するのではなく、アメリカでは三年ごとに免許を更新する必要がある。だから緊張感を持続できるのだ。

やがて婦長心得となり、婦長となった。

一九八〇年の年末近い頃、聖路加看護大学に大学院ができるという話を聞いた。母校に大学院が開設されるなら、ぜひとも行きたい。大学を出て一一年経っている。学んだ知識はもう使い果たしているのではないか。もっと専門的な勉強がしたかった。総婦長

（当時）に申し出ると、進学を快く認めて、その間は休職扱いにしてもらえることになった。

翌年三月に文部省の認可が下り、入学願書の受付は四月二日から八日。試験は一〇日と慌ただしかった。まわりの人たちも井部の受験をそれとなく知っていて、万一、試験に落ちたらみっともないという不安もあった。

試験は英語と専門科目に小論文、面接、健康診断である。専門科目のうち母性看護学、小児看護学、地域看護学は専門外なので、国家試験の問題集を買って勉強した。

ところが四月に入ってすぐ、思わぬ事態が起こる。

父を東京に呼んで聖路加の人間ドッグを受診させたところ、胃に病変が見つかり、すぐ手術することになったのだ。父は五階の外科病棟に入院、五日に手術した。その日も井部は普段と同じように仕事をしたが、全身麻酔の父の胃を開く頃に手術室に入れてもらい、胃が半分以上切り取られ、繋ぎ合わされる現場に立ち会った。

その五日後に大学院の試験があり、一四日に合格通知を受け取った。大学院一回生は六人、三三歳の井部より年上の人がひとり、あとは後輩だった。個性豊かな人たちばかりだった。

その年の夏休み、井部は一カ月間ニューヨーク・マンハッタンの聖路加病院に研修で派遣されることになった。院生の中から将来の幹部候補生として抜擢されたのだ。日常会話にはまったく自信がなかったので、出発の二カ月前から英会話学校に通った。

一カ月間の滞在中、最も印象深かったのは彼らの独立心である。他人のおせっかいは一切やかないことだ。こんなことがあった。

八月に就職した看護師数人を集めてオリエンテーションが行なわれ、井部も勉強のため出席した。やがてコーヒーブレイクの時間となった。たまたま井部のそばにコーヒーの入ったポットと紙コップ、砂糖、ミルクが置いてあったので人数分コーヒーを淹れていると、リーダーの看護師が近寄ってきて、

「何をしているのですか。自分の分だけでいいのです」

と強い口調で言われた。まるで井部が何か悪いことをしたかのような剣幕である。もし日本で、周囲を気にせず、自分の分だけコーヒーを淹れて飲んでいたら、気が利かないとか、自分勝手とか思われるに違いない。井部は、改めてアメリカと日本の文化の違いを痛感した。

もうひとつ。

この研修で得たのは、人前で堂々と話す習慣が身についたことだろう。明瞭な言葉で具体的に話さなければ相手に正確に伝わらない。子供の頃から反省し、心掛けていたことを改めて胸に刻んだ。

帰国したら、すっかり秋の気配が漂っていた。

大学院生としての勉強がまた始まった。修士論文のテーマは「看護への役割期待に関する記述的研究――退院患者四〇名の面接」。患者は看護師にどんな役割を期待しているのだろうか。そのことに興味があった。役割は他からの期待と自分の中にある考えが合致して行動として現れてくる、という社会学の役割理論に基づいている。

退院の決まった患者四〇名に次々面接した。その中で五十代の主婦との出会いは今も印象に残っている。

婦人科病棟に入院していたその人は、「医療者は表面的なことしか言ってくれない。もっと親身になって話を聞いてほしい。そして患者ともっと人間的な深い部分で接してほしい」と訴えた。

なるほど、言わんとすることはよくわかる。温かい気持ちは努力しなければ伝わらないが、冷たい気持ちは何もしなくても伝わる。だから、「自分だったら」ではなく「その人だったら」と考えてみる。看護師も忙しくて辛いことはあるが、そんなときもっと辛いのは患者なのだ。

その人からは、その後もときどき便りをもらった。井部も返事を出した。彼女が再入院したとき、病室を訪れると、「あなたの顔を見ると安心するわ」と、手を握ってくれた。その後容態が悪くなり、個室に移された。二、三日して訪れると、もう亡くなっていた。「お先にあの世へ行く人は、私にとってみんな哲学者に見える」と井部は書き留めている。

大学院の二年目も終わり近くなった頃、井部は、総婦長から呼び出され、「四月から三階内科病棟の婦長をやってもらうつもりです」と内示を受けた。思えば、看護師になってずっと外科病棟ばかりだった。

こうして一九八二年四月一日から井部は病院に復職した。新人看護師たち五十数人と一緒にオリエンテーションを受けた。一週間くらいかけて、病院の歴史や理念、看護師の目標、さまざまな活動、看護記録の書き方、カーデックス(個々の患者情報や治療処理、看護計画などを記入したカードを病棟ごとにまとめたもの)の使い方など、仕事を行なううえでの基本的事項が説明される。井部も新人に戻ったつもりで復習した。二年の間、病院の現場から離れていると、変化していることも多い。退職する前婦長からも引き継ぎを受けた。

毎月平均一〇人が亡くなる病棟では、末期患者のターミナルケアをどうするかが重要な課題であり、ターミナルケア・カンファレンスが週一回、木曜の夜六時半から開かれていた。八時近くまで続くこともあった。看護師だけでなく、医師やケースワーカー、カウンセラー、チャプレン、大学院生なども出席した。井部はこの会をターミナルケアを考える中心に据えたいと考えていた。参加者が少ないときでも会を開いた。

こんなこともあった。

七〇歳の友野さんは肝臓がんだった。夏の終わりに、二回目の入院をした。娘と息子は母親の体調悪化に不安を感じ、とりわけ常にそばにいる娘は、すべて病院のせいだと思っていた。絶えずナースを呼びつける。駆け付けた看護師を怒鳴る。息子は電話をかけてきて「母親を死なせたら承知しないぞ」と凄む。こんなやりとりが三カ月近く続いた。看護師たちは「もう限界」、「身の危険を感じる」と訴える。婦長としてどうすればいいのか。井部は病棟の窮状を知ってもらうために総婦長に来てもらい、看護師たちとミーティングをした。そしてみんなの話を聞いたあと、こう結論した。

「これからは、できないことはできないと、はっきり言うべきだ。それによってどんなことが起きても私が責任を持つ。何かあったら私のところに来てほしい」

このような場合、一方的に看護師が譲歩する場合が多いが、大声を出す人に平伏してはいけない。逆に、小声の人に尊大になってはいけない。管理者は、スタッフが安心して働けるように、どんと構えているべきだと思った。「私が責任を持つ」。この一言は効果があった。

次の日から看護師たちも病棟の雰囲気も一変した。私たちは、友野さんやその家族の味方である、手を尽くせることは尽くす。しかし限界もあるし、やれないこともある。付添いの娘さんとは本音で話し合い、彼女の辛さや寂しさも解ろうとした。一二月六日朝、友野さんの容態が変わり、七時一一分死亡宣告がなされた。息子も娘も落ち着いて母親を見送った。とてもしんどいターミナルケアであったが、多くのことを学んだ。

ターミナルケアとは、死にゆく人が人生の最期をその人らしく終えることができるように、この世に残る者たちが支える行為である。人生をどのように終えるか。それは、その人の生きてきた集大成になる。人は生きたようにしか死ねない。最後だけみんなに愛され、幸せに終わりたい、なんてあり得ない。

## 教壇に立つ

一九八六年一一月末に、新設間もない日本赤十字看護大学から「私どもの大学で教壇に立ちませんか」という誘いがあった。

井部は突然の話に戸惑った。決断を下すまで一カ月以上かかった。新しい職場に魅力を感じたが、一方で不安もあった。何か重大な事を決めるときに相談に乗ってもらっていた病棟のA先生に話すと、「あなたが聖路加を辞めるなんて考えられない。あなたは病院で必要な人だ」と言下に否定された。A先生にそう言われたことで、逆に、踏み出す決断がついた。聖路加で本当に評価されているのなら、新しい道に行ってもいいのではないか。いつものボーイフレンドは、はじめは賛成ではなかったが、最後には「あなたが決めたことを、ぼくは尊重するよ」とウィンクしてみせた。

一二月、師走も押し詰まった頃、井部は渋谷区広尾の高台にある日本赤十字看護大学を訪ねた。年が明ければすぐ満四〇歳になる。

新しい職場で、新しい仕事にチャレンジするには、今をおいてはない。面接した学部長は、白いブラウスにベージュのベストを着て、動作が落ち着いているのが印象的だった。日赤看護大学の教育方針、組織、カリキュラムなどの資料はあらかじめ読んで頭に入れておいた。学部長と話しながら、組織は、そこで働く人たち、特にトップにいる人たちが、何を、どのように考えているかで決まる、と思った。

聖路加看護大学を出て一八年の間、看護実践の場に立ち続けた。うち二年間は大学院に行った。現場には現場の魅力がある。しかし、看護教育にも新しい発見があるのではないか。

転職を決意したことを告げると、父は何も言わなかったが、母は心配そうにいろいろなことを聞いてきた。親からすると、四〇歳になっても子どもは子どもである。一月から二月にかけて病棟の主任、副主任にひとりずつ会って、三月末で辞めることを告げた。

四月になって井部の日常生活は一変した。

まず白衣を着る必要がなくなった。看護師と白衣は切っても切れない。白衣なしでは看護の仕事はできない。病院の中でもどんな立場の人かすぐにわかる。ところが、大学の先生には制服がない。だから朝、目覚めたら今日はどんな洋服で行くかから考えなければならない。そのこと自体、新鮮だった。

もうひとつ変わったのは、時間である。それまでは常に時間に追われていた。今度は時間が自分のペースに合わせてくれる。だからこそ、配分を考え、効率的に使いこなさなければならない。

八日、日本赤十字看護大学開学二年目の入学式が行なわれた。二期生は六〇人である。三日間のオリエンテーションに井部も「先生」として同行した。

五月に入って、はじめての授業である。テーマは「役割理論」。自分の卒論でも取り上げたテーマで、役割は他からの期待と自分の中にある考えが合致して行動として現れてくる、というものだ。大学の先生として学生に授業という形式で話すのは、まったくの初体験である。さすがの井部も緊張した。「おはようございます。今日は役割ということについて考えてみましょう」最初の一言はスムーズに出た。

こうして大学教員としての第一歩はスタートした。

当時、日赤看護大学は新設されて二年目だった。新設の大学に就任した教員は四年間、つまり最初の入学生が卒業する年(完成年度)まで勤めなければならない。文部省(当時)の規定でそう定められてある。だが、事情があって一年で辞める教員がいた。井部はその後任としてスカウトされたのである。助教授でという話だったが、教職歴がないため講師として赴任した。これまでとは違った職場でいろいろな経験を積みたいと思っていた。大学院の修士課程を終えて病院に戻り、五年経っていたから、中間管理職としての限界を感じ始めてもいた。

現場の看護師たちがやりやすいように、仕事に集中できるように配慮してきたつもりである。

たとえば、当時、婦長の裁量で決めることのできる主任や副主任という職位があった。この職位はやりたい人に手をあげてもらうという公募制にしたいと考え、まず自分の病棟で始めたところ、上層部から「勝手にするな」とクレームがついた。これ以上やるにはトップの看護部長に就任するしかない。だが、まさか自ら志望することもできない。そんなときに日赤から誘いがかかったのだ。

日赤看護大学では、看護の基礎教育に係わることになり、いろいろ勉強になったが、一番の関心事は日赤医療センターの管理がどうなっているかであった。そのため、学生の教育や実習を通して病棟の機能やマネジメントに注目した。直接の上司となった中西睦子教授は批判精神が鋭く、社会に対する見方を教わった。

実習指導も、病棟看護師として聖路加の現場にいたときとは、また違った見方をすることができた。朝、学生たちを集め、その日の実習の手順を伝えて病棟に送り出し、井部自身は別の仕事をしてから病棟に行くと、学生たちは待ってましたとばかりに質問や感想を投げかけてくる。現在の実習は教員がべったり張り付いて手とり足とりして指導するが、当時は学生の自主性を重んじていた。自分でやってみて困ったり立ち往生しない限り前進はない。すぐそばで助け舟を出されたり、いちいちヒントをもらうようでは実習の意味がない。そういう立場で現場を見ることはいい勉強になった。

日赤看護大学には三年間勤務した。そして一九九〇年四月に母校の聖路加看護大大学院博士課程に入った。井部は二期生である。看護管理学を専攻、三年間在籍し、単位取得後に退学した。正式に博士論文を提出し終わったのは二〇〇一(平成一三)年三月である。

## 聖路加に復帰

博士課程を終えた一九九三年四月、井部は聖路加国際病院に副院長・看護部長として復帰する。四五歳のときである。

当時の病院長は日野原重明で、看護部長の内田《うちだ》卿子《けいこ》が定年を迎えるため、井部に白羽の矢が立った。内田は副院長も兼ねていた。井部も日野原に「私も副院長兼務でお願いします」とはっきり希望した。内田は聖路加ではじめて経営陣に入った看護師だった。彼女を副院長まで引き上げたのは院長の見識といえる。大病院のほとんどで、看護スタッフは職員全体の半数を超えている。大所帯のマネジメントをしっかりやって質の高いサービスを提供するためには、看護師のトップを経営陣に入れるべきだ。看護師の仕事を医師の補助業務と単純に思う人もいるが、それは違う。ベテランの看護師が若い医師をリードする場合もあれば、対等に役割分担することも、もちろん医師でなければできないこともある。どちらが上でも下でもないと井部は考える。

井部の副院長・看護部長就任式は九三年五月六日昼、病院本館二階のチャペルで行なわれた。そこで準備して臨んだ「就任の挨拶」をした後、三〇人で構成される婦長会で改めて具体的に、自分の考えや方針を示した。

井部はまず、医療はひとつのサービスビジネスであると位置づけた。顧客（患者）あっての仕事であるから、顧客へのサービスを基本として考えなければならない。つまり、顧客の満足はどこにあるかをきちっと知らなければいけない。そしてサービスは顧客と共同で生産する商品であるから、その価値はサービスを提供する者と顧客とが出会う瞬間に決まる。看護師ひとりひとりが品質や経済性を決めるカギを握っているのだと訴えた。

聖路加国際病院の看護は優れた伝統を持ち、日本の看護の発展に大きく貢献して来たし、今後も続いていく。我々には専門職として貢献していかなければならないという社会的な使命があり、さらに教育や研究も引き受けていかねばならない。世間は我々が何をするか、何を発言するかに注目しているのだという自覚を常に持つ必要がある、と持説を展開した。

話はリーダーシップにも及ぶ。従来のリーダーとフォロアーという考え方に対して、最近では優秀なチームは一〇〇人のメンバーがいれば一〇〇人ともリーダーである、という考え方が中心になっている。ひとりのリーダーがみんなを引っ張っていくのではなく、ひとりひとりがリーダーであるから、みんなの考えや行動をどう方向づけし、統合していくかが大事である。管理職だけが管理や統制を行なうのではなく、各看護単位(病棟ごと)が権限を持たねばならず、分権化と機構の簡素化を図ることによってピラミッド組織を変えていきたいと主張した。

仕事や患者のことを一番よく知っているのは現場にいる人たちだから、彼らの意思決定を尊重し、それを素早くトップに伝えるために中間に管理職は置かない。以前は婦長がいて、主任がいて、その下にスタッフがいるという構造になっていたので、管理婦長が必要という意見もあったが、井部は置かないでやってみたいと話した。ベッドサイドにいる人たちが意思決定に参加し、知識や技術を高め、さらに上のサービスを提供できる独創的なシステムを作りたい。

最初は当惑したような顔をした婦長たちも、話が進むにつれていつしか身を乗り出していた。

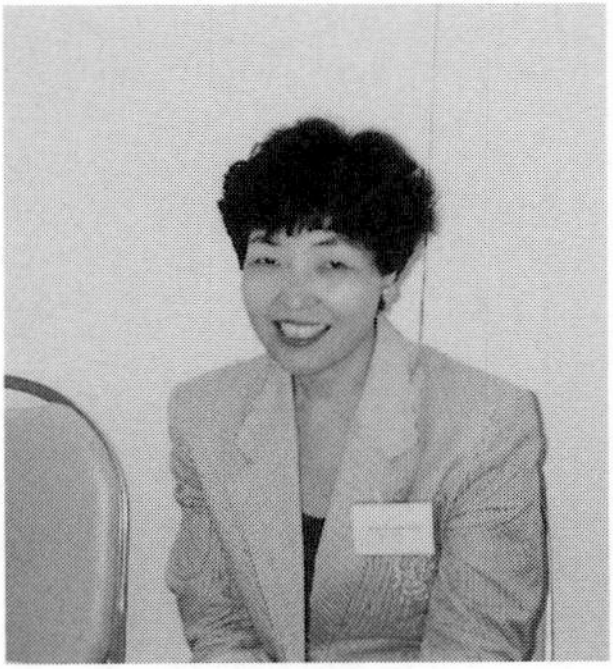

井部俊子，1990 年代．副院長・看護部長として．

聖路加国際病院には約七〇〇人の看護師がいる。一九九二年度の離職率は二六パーセントであった。これを一パーセント落として二五パーセントにしたい。高望みしない実現可能な目標だ。精神的にも物質的にも報われる職場を作ることが井部の役割である。風通しを良くし、誰もが仕事についてものが言える環境になれば、定着率も上がるはずだ。そしていろいろな情報を公開していきたい。

たとえば、どこのユニットが何千時間のオーバータイム(超過勤務)をしているか、そのためにいくらの支払いを受けているか、床ずれの発生率など、これまで管理者だけが知っていたデータを公開してすべての関係者に見てもらうことが大切である。こうしたデータをもとに、人事担当の副看護部長にそれぞれ各月、各病棟ごとに整理して一覧表にしてもらい全体に配布した。看護部だけでなく、トップの会合にも提出した。

また、どういう事故がどこの病棟で起こっているか、どういう年齢層に多いか、入院してどれくらいの期間にどういう事故があるか、というデータも集計されていたが、対策を立てるために利用されていなかったこともわかった。すぐに使えるデータがかなりある。第三水曜日の朝に行なわれる看護幹部会で最初に超過勤務のデータを出したら、

「こういうものがあったのですか」と院長の日野原は驚いた様子だった。

井部は着任したとき、看護部がこれまでに作ってきたさまざまな委員会は全部凍結されていた。機能していたのは婦長会と新人に対するレジデントナース・コース(新卒ナー

スを対象とした教育コース）のふたつだけであった。井部は新しい組織作りをする前に、それぞれの病棟がどんな問題を抱えているかについて、各婦長と面接をした。婦長をこちらに呼ぶのではなく、各病棟に出向いてそこのスタッフに紹介してもらった。さらにナースステーションの中にある婦長室で最低一時間、その病棟が今、どのような問題を抱えているか、婦長として何に関心を持っているかなどを自由に話してもらう機会を設けた。

七月半ばにそれがひと通り終わり、井部は各病棟の事情をほぼ掌握した。ようやく新しい組織作りに入ることができる。新たに作る組織のメンバーは必ず公募で集めることにし、上からの指名はしないことにした。最初に公募したのは看護大学四年生に対する「就職お誘い会」の企画メンバーであった。チラシを作って全体に配布した。応募者ゼロだったらどうしようと心配していたら、名乗り出る人が五、六人あり、捨てたものではないと内心ほっとした。

次に「働きやすい職場検討会」のメンバーを公募した。楽しく働ける職場にするために、もっと現場の人たちから多くの意見や問題提起を募り、その対策を話し合いたいという趣旨である。一〇人が名乗り出た。

あるとき、新人ナースから本音を引き出すための懇親会を開いた。一二〇人ぐらいいるので、四回に分けて三〇人ずつ、火曜日の夜六時―八時に食堂で軽食を取りながら話し合った。予想以上に率直な意見が出され、大いに参考になった。面白いことに、新人たちとそういう時間を持っていると、先輩の看護師たちから、どうして自分たちにはやってくれないのか、自分たちはこれまでそんな待遇を受けたことはないのに、なぜ新人ばかり大切にするのかという声が出てきたことだ。それを受けて月一回のペースで誰でもどうぞ、という機会を作った。

## 副院長・看護部長として

副院長としての仕事は、月四回の早朝会議の日以外は、夜勤婦長から「夜の報告」を聞くことから始まる。朝八時からはじまり、短くても二〇分、ときに一時間近くかかることもある。

まず病棟別の入退院状況と重症者数などをリストアップした「看護管理日報」と、入院患者別の病名、治療処置、状態などを記した「病棟管理日誌」、そして前日に救急救命センターを受診したすべての患者数と状況が記された「救急救命センター報告」が、夜勤婦長によって準備される。報告を聞くのは通常ふたりで、看護管理室の当番(副看護部長など)と看護部長の井部である。

夜勤婦長はまず、夜間の病院全体がどういう状況だったかという総論を伝える。早朝のスタットコール(緊急呼び出し)で、スタッフが病院の裏階段を駆け上がったり、駆け下りたりすることもある。次に救急室について。救急車などで緊急に運ばれてきた患者の処置などが報告される。自殺未遂の薬物中毒、若者の交通事故、工事現場での転落事故、ときには隅田川の溺水者も運ばれる。こうした事故の他に、脳血管障害や腹痛、発熱などもある。急性アルコール中毒となった酔っ払いに医師が殴られることもある。夜の病院は「社会の縮図」である。

さらに各病棟の患者報告がある。三階の産科病棟からはじまる。夜中の分娩について聞く。そして四階の東西、五階と上にあがっていき、一〇階の緩和ケア病棟で終わる。誰がどんな病気で入院したか、夜中にどのような治療が行なわれたのか。特に夜間の入院、重症者、挙動など不穏な患者、手術後の患者、さらに死亡患者の報告は特に詳しくなる。それぞれの病棟の看護師がどのくらい大変な思いをしたか、重症者や死亡者の家族の状況、警察が関与した事故の詳細……。報告を受ける井部は質問を交えながら推測る。夜勤婦長の動きを判定し、さらに夜間の事務当直、医師の対応などから「夜の病院」を手にとるようにイメージする。起こったことだけでなく、病棟の活力や、疲れ、落ち込みなども、察知しなければならない。

トップである病院長が、夜の病院内でどんなことが起こっているのか、あまりにも知らなすぎると思う。もっともそれらを正確に伝え、病院管理を軌道に乗せていくのが自分に与えられた役割であることも充分わかっていた。

休みの日はジョギングもするし、プールにも行く。むろん読書もする。パートナーと食事をしてくつろぐのも大切な一刻である。恋愛小説は大好きだが、専門書にも目を通す。看護師の仕事に関して納得したのは、ダニエル・F・チャンブリス(浅野祐子訳)の『ケアの向こう側――看護職が直面する道徳的・倫理的矛盾』(日本看護協会)だった。

この本は、看護師の仕事と役割について具体的に触れている。

〈病院という組織の一員として、ナースはいつもハードスケジュールで限られた時間内に終えなければならない仕事の山を抱え、もしそれらを終えなかった場合、相当に重大な結果を招くことになる。業務の大部分においては、内容も方法も極めて厳密に規定されていることを考えると、ナースが倫理的意思決定を行なう機会があるかどうかは疑わしい〉

この指摘は、まさにその通りだ。ほとんど日本の病院に当てはまる。もちろん聖路加にもである。

また、チャンブリスは医師と看護師の関係についても含蓄に富んだ考察をしている。井部は思う、「医師と看護師は車の両輪」という表現をよく耳にするが、両者には歴然とした違いがある。医師はたとえ新卒でも「先生」となる。同時に、医療チームの一員であって、看護師の上司ではない。

## 病院全体を見る

井部は副院長として最高決定会議に出席することで、病院全体を上から俯瞰して見ることができるようになった。看護部長ではあるが、看護部の利益だけを代表するような発言は避け、病院全体のためという視点から発言・実行したいと考えていた。看護職員を働きやすくすることが患者サービスの質を向上させるし、医師の負担も減らせる。

病院経営で話し合われる内容は、たとえば何億円の取引をするとか、何億円の収入があるとかいうレベルであるのに対し、看護部では点滴の針が一本いくらというような話が多い。しかし、ここが基本なのだ。注射針などあらゆる物品選定は医師の指示によって決まるが、医師自身はコストの計算をまったくといっていいほどしていない。ものを実際に使っているのは看護師であり、細部を見ているのは看護師なのだから、やはり看護部から発言するようになる。

聖路加国際病院の材料費は出費の二八パーセントを占めていて、全国平均(二三パーセント)を大きく上回っている。経理課長は「材料費をいかに減らすかが大切です」と一般論を述べるが、具体策を各部門に示さなければ、会議が終わると同時に忘れられてしまう。「各病棟に納められている物品に価格表をつけてほしい」と提案したが、用度課長は「人手がかかるからできない」と言う。井部は内心激怒する。こういうことは本来、用度課長の方から提案すべきだ。本末転倒ではないか。

また、聖路加には見学者が多い。修学旅行の一環としている看護学校もあるらしい。受け入れる立場として、まず見学コースを設定し、説明する人を置き、パンフレットを作り、見学料をいただくことを提案したが、看護学生は将来この病院に就職する可能性もあるので、むしろジュースの一本も配って接待すべきではないかという反対意見も出された。井部は今でも、コストの観点からやはり見学費をとるべきだと思っている。

院長の日野原は、「闇夜に鉄砲を撃つように、どこに当たったかわからないような会議は改めたいので、特にトップの会議では何が決まって何が決まらなかったかを一覧表にして下さい」と常に言っているが、決着がはっきりしないで積み残しになることがたくさんある。やはり言いだした責任者がしばらくしてから「あれはどうなったのでしょうか」と、再度発言するべきである。

超過勤務時間など機密事項になっていたことをスタッフにオープンにしたことによって、看護師たちは組織の中での自分の位置付けを知ることができた。にもかかわらず、退職者は変わらず相次いでいる。井部にはそこが摑《つか》めない。しかし、組織というのは複雑なものである。それを二、三カ月で大幅に軌道修正できるはずがない。とにかく決められたことを少しずつやっていくしかない。

看護師が辞めていく場合、看護部の努力だけでは解決できない問題を多く抱えている。たとえば、医師との役割分担と力量の差。「医師のオーダーが未熟だ。こんな医師には付き合っていられない」と辞めた看護師がいた。ほかにも、「どうして我々が掃除までしなくてはならないのか」、「どうして集中治療室に医師が常駐せず、我々が探し回らなければならないのか」など、問題は尽きない。それらのほとんどは、システムの不備から来ている。そのつど冷静に、客観的に、具体的な事実を挙げて最高会議の場に持ち込む。

看護師は職制が決まっているので、看護部長が何かを発言して「このようにお願いします」と言えば、第一線まで通じやすいが、医師部門にはそれがない。最前線の研修医まで伝達させるのは至難の業である。しかも幹部はそんな努力に価値を置いていない。従って、ある決定に沿って病院全体で、とりわけ医師たちと一緒に動くことは難しい。しかし、さまざまなプロジェクトを作るとき、看護部門、医師部門と分けない方が運営しやすい。悩みは次々出てくる。

こうして副院長・看護部長の一年はあっという間に過ぎた。たった一年なのに、もう一〇年も仕事をしてきたような濃密な時間であった。

### 新人たちに

そして、新たな一年が始まった。一九九四年春、看護部は一二五人の新人看護師と八人の看護助手を迎えた。世の中の不況は看護界にも及んでおり、看護師の就職もそろそろ売り手市場から買い手市場になりつつある。

四月一日午前九時からチャペルで就職感謝礼拝が行なわれた。事務系なども合わせると、一五五人の新人が集まった。院長の歓迎の言葉、辞令交付、そして祈りがあった。歌われた聖歌は三五二番と三五〇番であった。聖歌三五二番はこのように歌われる。

美しき地と　輝く空と
われらをめぐる　人の情けを
与えたまえる　神をぞ尊う

井部はクリスチャンではない。だが聖歌を歌うのは好きだ。意味がわかりやすく、言わんとすることがはっきりしている。礼拝の雰囲気も好きだ。気持ちが洗われ、引き締まる。

三月二五日、新人看護師への辞令交付に先立って、井部は次のような挨拶をした。

多くの職場がある中で職業人として第一歩を踏み出す場所として、あるいは新たな第二の職場として聖路加を選んでもらったことに感謝し、心から歓迎する。我々は看護サービスを商品として顧客に提供しているから、サービスビジネスの側面もある。「お客さま(患者と呼んでいるが)と共同で生産する商品」であるという認識を持つ必要がある。

サービス活動では、サービスを提供する者と顧客が出会う瞬間がその後のすべてを決める――。

しばらくして、聖路加看護大学三年生の成人・老人看護学実習に関する打ち合わせが行なわれた。参加者は成人・老人看護学を担当する教授から助手まで七人と学生を受け入れる病棟の婦長、さらに教育婦長と看護部長である。総勢二〇人。忙しい婦長たちが出席しやすいようにと、病院の会議室で昼食をともにしながらの約一時間半の会合となった。聖路加では昔から「臨床指導者」を置いていない。新卒看護師であっても、学生には先輩であり、後輩を指導する役割を持つという考え方に基づいている。看護部の理念のひとつが、「臨床の場は常に教育の場であることを認識し、看護を学ぶすべての人びとに学習の場を提供する」こととある。

実習の課題は次の五つであった。

一　ストレス・危機状態にある成人・老人患者を多面的に理解し、問題解決のプロセスの展開を通じて生長・発達・適応に向けて援助ができる。

二　慢性疾患患者が急性状態を円滑に乗り越え、障害を受容して日常生活の規則の中で自己管理と社会生活への適応ができるように援助ができる。

三　手術患者が、外科的侵襲に伴う著しい変化に対応した心身両面からの回復や社会への適応に主体的に取り組めるように援助ができる。

四　老いに障害を伴った患者が自己の価値を認め、身体の状態に応じて残存機能を最大限に活用した日常生活が送れるように援助できる。

五　近い将来、死を免れ得ない患者が、余命を意義深く生きられるように、また尊厳をもって死を迎えられるように援助できる。

学生は一グループ四―七人編成で、二週間半単位で病棟で実習する。月、水、金曜日は七時四五分―一六時、火、土曜日は七時四五分―一二時が実習時間である。各グループにはひとりずつ指導教員がつく。

井部には日赤看護大学の教員を務めたときの経験から、実習に関して幾つかの持論がある。

臨床ナースは学生に詰問してはならない。よく見かけるパターンのひとつに、教えなければと気負い過ぎて、学生に質問を浴びせかけることがある。学生が答えに窮すると、予習してこなかったと決めつける。その結果、臨床ナースはさらに学生に詰問しがちだが、これはよくない。学習は模倣からはじまる。黙っていつものケアをやってみせればいいのだ。学生はそれを見て学ぶ。教員と学生の関係でいうと、教員は学生と臨床ナースの中間というより、学生の側に立つべきである。教員があらかじめ病棟に行ってケアプランの模範解答を頭に描いておくことはやめた方がいい。現場で多少もたつく方がかえってリアルで、学生も納得するに違いない。「看護は情報収集から」が学習されすぎると、患者を看ることより、情報をあさることに価値を置くようになる。

井部の教育方針の基本は、「看護師」になる前に、喜怒哀楽がきちんとわかる血の通った「人間」になってもらうことである。

そのためには専門書以外にも、小説やノンフィクションを読むことを薦めてきた。感動したのならどこが自分の心を惹きつけたのか、感動の再発見を試みる。興味を引かなかったとしたらどこが面白くなかったのか、それを追求してみる。話題の芝居や映画も見る。魅力的な(人間味豊かな)看護師になることは「いい女」になることである。いつか雑誌(「アンアン」)で声優の池田昌子がこんなことを言っていた。いい女の演技は本当にむずかしいがテクニックでカバーするとしたら、①あまり喋らない、②きちんとした言葉づかいをする、③静かに話す、④あまり動かない、⑤だらしなくならないようにシャキッとした感じを出すことであるなど具体的である。本物のいい女になるには「知性を磨くしかない」とも付け加えている。

もうひとつ、胸に留めておいてほしいことがある。看護師は自分をもっと大事にしていい。患者にやさしくしなければ、と尽くしてばかりの生活に自分を見失っている人が少なくない。患者のことを大切に考えるのは当たり前だが、看護師は天使ではない。ひとりの人間だ。白衣を脱いだらハメをはずし、恋も遊びも、その年で経験しておくべきことをしっかり経験してプライベートを充実させる。

## 退職の理由は?

副院長・看護部長時代は、年度末になると、退職者の人数とその理由が気になったものだった。看護部長に対する通信簿だと思うからだ。一生懸命「あなたが必要だ」と伝えても、徒労に終わることが多い。しかし、「あなたが必要だ」というメッセージは伝え続けなければならない。

二〇〇三年に、一五パーセント前後で推移してきた退職率が一九パーセントまで上昇した。スタッフが厳しい点をつけていることになる。部署ごとに見ると、差があった。そこで三〇パーセントを超えているふたつの病棟の退職者全員に面接をした。看護職の離職率が高いのはやむを得ないにしても、三〇パーセントは多すぎる。退職の本当の理由が知りたかった。病棟単位のグループ面接には、日程の都合で個人面接に応じたふたりを除き、全員が参加してくれた。

「皆さんは今年度で聖路加を退職されるわけですが、ここでどのくらいの期間仕事をしたか、どんな収穫を得たか、今後どのような方向に進むかを、差し支えない範囲で教えてもらえませんか。それに、退職に当たって看護部長の私に伝えておきたいメッセージがあれば話してほしい」

井部はそう語りかけた。

すると多くの出席者たちは生き生きと、自分がいかに多くのことを学び、貴重な出会いをしたかを語ってくれた。そして退職は人生の選択の結果であり、組織のせいではないことも付け加えてくれた。中には長期の旅行に出ようと考えている人やアナウンサーの養成学校に入ろうと考えている人もいた。だが、それが本当の理由だろうか。雲の上の存在である(と彼女たちが思っている)副院長・看護部長に本音を語っているとは限らない。むしろ言葉の端々から、退職の本当の理由はリーダーの資質にあるように感じられた。はっきり上司の看護師と合わないことを第一の理由に挙げている者もいた。人は成長する。だが、向き、不向きはある。それにしても、三〇パーセントを超えるのは普通ではない。やはりリーダーを替えるべきだろう。

## 親を送る

父が亡くなって四年後の二〇〇八年七月二八日に、母が死んだ。同じ八九歳であった。七月最後の月曜日。井部は午前八時半に大学に着き、学長室で前週末から溜まっていた未決済の書類に目を通していた。それが一段落した頃、デスクの横に置いてあったバッグの中で携帯電話の着信音がした。昨日母を見舞ったとき病室で会った看護師からだった。血圧が下がりつつあり、下顎呼吸が始まっている。心拍が一一〇くらいで、足の裏の色が悪くなってきている——緊張からか、やや早口になっている。いよいよそのときが来たのだと思った。今日の予定が頭を掠《かす》めたが、すぐ行くと伝えて電話を切り、ふと窓から外を見ると、真夏の青い空に白い雲、強い日差し。今日も暑い一日になりそうだった。

その日は午後から文部科学省の調査があることになっており、念のために手帳を見ると、月一回設けていた学長と職員の自由な話し合いの場「オープン学長室」、夜勤体制を検討するメンバーの会合である「夜勤プロジェクト」という記載もあった。井部より先に出勤して仕事をしていた秘書の東郷(畠山)小巻に、母が危篤なので今から新潟に向かうと伝え、今日から三日間の予定をすべてキャンセルするよう指示した。学部長に同じことを伝えているとき、不意に涙があふれてきた。ハンカチでは間に合わない、タオルハンカチを持って行こう。

急いで大学を後にした。

東京から新潟まで上越新幹線で二時間。母は待っていてくれるだろうか。奮発してグリーン車に乗り、窓際でじっと目を閉じていた。夏休みの最中であったが、グリーン車は空席が目立ち、幸い隣に人はいなかった。遠慮なく想いを馳せることができる。

父の死後、母は新潟市に住む妹一家と同居するようになっていた。背中の痛みと断続的に襲いかかる吐き気をコントロールするために入院したのは一九日前である。前日も辿った新潟への道。窓外には見慣れた風景が広がるが、昨日と今日ではまったく違って見える。

東京駅で買ったペットボトルを口にした。母が好きだった爽健美茶を選んだ。いつか来るそのときを予期して覚悟はできていたはずなのに、なぜかうろたえている。そんな自分をもうひとりの自分が冷静に見ている。胸がドキドキする。昼どきなのに食欲がまったくない。仕事柄、人の死に数えきれないくらい立ち会ってきた。誰でもいつかは死ぬ。わかっていても、いざ肉親が危篤と聞くと慌てる。

病院には午後三時頃に着いた。母はまだ息をしていた。病室の光景は看護師として見慣れているものであったが、決定的に違うのは、その部屋のベッドに横たわっている重篤な患者が自分の母であることだ。ベッドの下に小さな黒い靴があった。母の靴である。ふと、母はもうこの靴を履くことはないのだ、と思うとまた涙が頬を伝う。母は酸素マスクをし、うす目を開けて、下顎で懸命に呼吸をしていた。

病室では妹の家族が井部の到着を待ちかねていた。顔を見るなり、妹が駆け寄った。

「病状を説明するからすぐ来て下さいって先生が言ってる」

「ちょっと待って」

井部は妹を制して、母のベッドのすぐ傍に座った。

「お母さん、俊子だよ」

井部は顔を近づけ、大きな声で呼びかけたが、反応はない。顔を上に向けて息をしているだけである。井部は声をあげて泣いた。ベッドの頭部が三〇度くらい持ち上っていたのでフラットにし、気道を確保するために首の下にタオルを入れ直した。喘鳴《ぜんめい》(呼吸が困難な発作を繰り返すこと)があるので、口腔内の分泌物を吸引するように看護師に頼んだ。どうしても専門家の立場で見てしまう。吸引チューブが昨日と同じ位置で部屋の端に置かれたままである。どうしてなのか。サクション(吸引)をしていなかったのではないか。しかし気にしないことにした。病室を見回す習性は看護師独特のものである。

そうこうするうちに主治医と病棟師長が入って来た。井部が病棟師長に「はじめてお会いしますね」と言うと、ホスピスの研修でしばらく留守にしていた、と答えた。主治医はしきりに母の状態を説明したがった。井部が看護師出身で、聖路加看護大学の学長であることを意識している。今、ここにいる私は、危篤を聞いて駆けつけた患者の娘なのだ。そのことに思いが至らない主治医に少し苛立ちを感じた。だが、意識するなという方が無理だろう。

主治医は「酸素8LでPO2が60です。末梢血管が確保できなかったのでIV入れていません」と専門的な用語で説明をした。酸素を供給していても、身体に充分な酸素を届ける機能が低下している。末梢の血管が収縮していて、点滴の針を入れることができないという意味である。できるだけ水分を口から摂るようにして点滴注射はしないでほしい、と入院時にお願いしてあった。この方針は守られていたが、その後、母は水すらも口にしなくなったので、一日五〇〇ミリリットル以内で点滴をすることに同意した。一回だけ一日一〇〇〇ミリリットル(一リットル)点滴したらしく、その日から母の足はむくむようになった。

ここ数日間、母はほとんど飲まず食わずで生きていたのだ。息を止める前日までベッドサイドのポータブルトイレに支えられて降り、少しの排尿をした。尿量を測定していないのではないか、と気になったが今さらと思い、口にしなかった。母は一定のリズムで下顎呼吸を続けている。と、これまでに見たこともなかった茶褐色の水様便を大量におむつに排出した。看護師は手際よくおむつを取り替え、陰部洗浄をした。あまりにも手際が良いので彼女たちに話しかけることすらできなかった。しかし看護師の立場になって考えると、目の前にいるのは同業の大先輩である。緊張して当然である。

夕方になった。

交代で夕食を済ませることにして、妹夫婦を先に行かせ、井部と甥が残った。妹夫婦が病室を出てまもなく、母の呼吸間隔が遅くなり、やや深い息を数回した後、おもむろに息を止めた。

午後六時四七分。井部はその瞬間、顔を近づけ「お母さん」と呼んだが、何の反応もなかった。ナースコールして、「母の呼吸が止まったので死亡確認をお願いします」と伝えた。酸素マスクを外し、顔が良く見えるようにした。日頃、鼻が低いと気にしていた母の顔は毅然としていて、なかなかの美人であった。医師が来たのは午後七時一〇分であった。医師は母の瞳孔を簡単に見て、「モニターでも心拍は停止しています」と告げた。その後、すぐに来られなかったことを詫びた。井部は父に続いて母を見送った。

## 「看る」という仕事

自身の体験を踏まえ、井部は看護の現状とこれからについて思いを馳せる。

「看」の文字は、「手」と「目」でできている。

手当てという言葉があるように、手で触れてわかることがたくさんある。ケアをするときは乾いて温かい手を心がける。濡れている手は不潔だし、冷たい手は嫌がられる。目を使った観察も重要だ。プロは血圧を測らなくても脈が取れ、顔色から症状を判断できる。爪が伸びている外来患者は、看護の目や手や心が届いていない証しだ。同室者を気にするようになった患者の身体は、快方に向かっている。溜息、頻呼吸、リズムの変調。呼吸は患者の心と身体の様子を教えてくれる。便の状態も食べ残しも、必ず患者の状態を物語っている。

看護師の仕事は、経験則の膨大な蓄積の上に成り立っているといっていい。心臓病の人の入浴は、交感神経が目覚めた午後にする。不整脈など危険な事故は朝方によく起こる。不眠の訴えがあってもすぐに睡眠導入剤を出さず、眠れない原因を探る。高齢者には消灯時に牛乳を一本。温かく薄めの砂糖水や味噌汁でもいい。たんぱく質や水分を補給すると良く眠れ、脳循環も良いから寝ぼけない。使える方の腕の近くにものを置かれるとかえってとりにくい……。経験は一〇〇の理論よりも説得力を持つ。こまめにメモを取り、事例を集める努力の積み重ねは、のちのち自分を助けてくれる。

患者の中には、経験のない看護師よりも知識がある人もいる。その質問に答えられるかどうかで信頼度が決まる。テラマイシンよりムンテラマイシン。医療従事者で、この言葉を知らなければもぐりだろう。テラマイシンは抗生物質のひとつ。ムンテラマイシンとは、患者への検査・投薬などを伴わない病状説明を指す隠語だ。人は病気になると、肉体的な痛みよりも精神的な不安が増幅しやすい。薬よりも、わかりやすく丁寧な説明の方が良い治療になる場合も少なくない。

現場で起こるトラブルのひとつに、「検査や処置がない患者はベッドで寝ているだけなので、看護師に負担はかかっていない」と思う医師たちとの見解の相違がある。一般に病院の看護師が一回(八時間)の勤務で受け持つ入院患者は昼間で七―八人。夜になると、ひとりで約二〇人の責任を持つ。何を準備し、どこに連絡を取り、誰にどの部分を手伝ってもらうか。引き継ぎの患者報告を聞きながら、看護師は自分が受け持つ八時間をイメージする。限られた時間の中で業務の優先度を考え、重なり合う課題に対応しなければならない。

ナースコールがあれば、飛んでいく。コールが多い患者は、大切にされたいと思っているのだ。患者に必要なことは一回で行ない、他にやってほしいことがあるかどうかを尋ねる。短い時間でも傾聴することが大切だと思う。一〇〇の言葉よりも、聞こうという姿勢が患者の心に届くものだ。そのうえで、次に来る時間を告げ、安心させる。患者はあなただけという態度で接すれば、次第に回数も減ってくる。念のため、個室に入るさいは、ドアは少し開けておく。医師や看護師も人間なら、患者も人間。自分の身は自分で守らなければならない。

ひとつの業務をやり遂げる間にも、より緊急性の高い他の業務が発生すれば、中断を余儀なくされる。しかし行った先で、ついでの用事を済ませることも忘れない。必要な情報は、ベッドサイドに足を運ぶことで得られる場合が多い。手ぶらで帰らない習慣を身につければ、より多くのケアが可能になるし、患者はベッドサイドに多く足を運んだ看護師を覚えているものだ。

急変した患者には、持てる知識と技術を総動員する。痙攣の場合は、まず舌の確保。胸を叩く。痰を吸引する。血管を確保し、細長いラッパの形をしたシリコン製のネーザル・エアウェイを鼻孔から挿入し、舌根《ぜっこん》を持ち上げ気道を確保する。ソルコーテフ（ス

# 美瑛 (びえい)

北海道のほぼ中央にある町で、丘陵の連なる美しい風景で知られる。『広辞苑』によれば、現在の美瑛川を「脂ぎった」と形容したアイヌ語に由来する地名という。景勝地にそぐわない名のようにも思うが、上流部の十勝岳連峰からの硫黄が川に大量に溶けこみ、水が濁っているさまを表しているらしい。荒々しい山の自然も地域の魅力の一つか。

テロイド剤)、メイロン(炭酸水素ナトリウム)、昇圧剤……何が使えるか考えながら、目、頭、手足、意識の状態を把握し、医師に報告する。

病院の昼と夜はまったく違う。夕方になると、多くの職員は帰宅の途につく。薬剤業務をしていた薬剤師や医療機器を管理していた技師、血液や尿の検査、輸血の管理、レントゲン撮影を担当していた技師たちも、ほとんどが病院を後にする。もちろん受付にも誰もいない。夜の病院に残るのは入院を必要とする症状の重い患者、彼らを守るのは、昼間よりはるかに少なくなった夜勤の医師と看護師たちである。夜間や休日に備えて病院では多くの薬剤をストックし、器材を確保している。夜勤の看護師はナースコールに応えるかたわら、病棟の保管庫から薬を取り出し、点滴の準備をし、人工呼吸器を運び出す。重症患者のいる病棟を離れて薬局に走らなければならないときもある。患者の容態が急変すると、一睡もせずに徹夜になる。何があるかわからないから勤務中は緊張続きで、水を飲むのも控え、トイレも我慢している。

そして今、医療技術は日進月歩で進歩し、患者は高齢化、重症化している。一方で、平均在院日数の短縮化により、看護スタッフの役割は複雑・多様化している。それぞれの事態はバラバラに起きているのではなく、関連し合いながら一度に押し寄せてきている。医療機器や医薬品は種類も増加する一方だ。操作や用法を間違えれば患者の生命を左右しかねない。看護スタッフは、医療器具を確実に操作・管理しながら、種類の多い医薬品を医師の指示にもとづいて誤りなく使用し、経過を綿密に観察することが求められている。高齢者には、身体機能の低下と、ときには精神機能の低下も考慮した看護を行なわなければならない。入退院に伴う事務処理や引き継ぎなど、煩雑な看護業務も増加している。

井部は、卒業生には聖路加国際病院だけでなく、できれば全国の病院にはばたいてほしいと思っている。この大学で学んだもの、得たものを、聖路加という枠の中だけに封じ込めるのはもったいない。さらにいえば、看護師以外の道にも行ってもらいたい。銀行でも商社でもマスコミでもいい。看護師という仕事をやりとげられる人は、他のどんな世界でも通用すると確信している。

# 4
# 救急部の「キリスト」

## 石松伸一

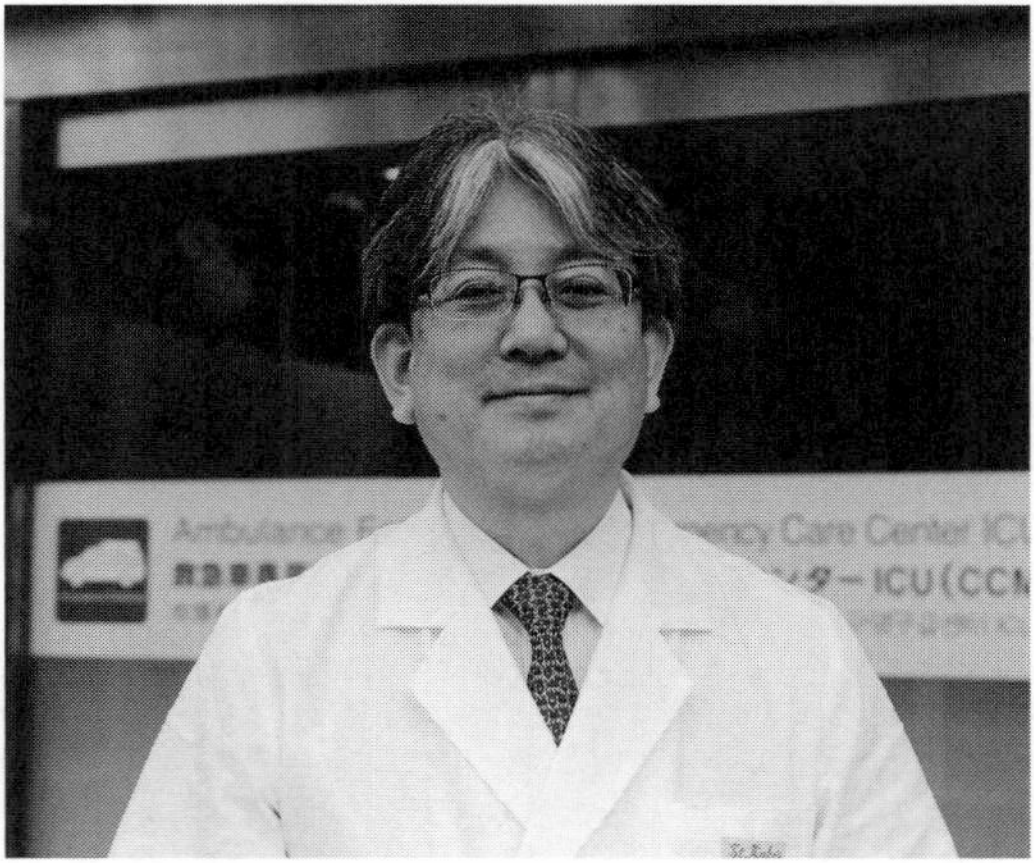

石松伸一，2020 年 4 月，救急救命センターの前で

聖路加国際病院で働く医師、看護師、職員すべて合わせると一〇〇〇人を超える。特に医師と看護師は、昼夜の別なく、いつでも誰かが働いている。朝も早いし夜も遅い。その中で最も忙しい人物のひとりが救急部長の石松伸一であるのは、衆目の一致するところだろう。

他の部や科は一応予約制になっているし、手術日も決まっているから、一日の流れを予測できる。しかし救急部はそうはいかない。救急車が一日に何台来るか。救急車以外で来院する急患がどのくらいいるか。ピークはいつで、人手は足りるのか。まったくわからない。わかるはずがない。

そんな過酷な部署の指揮をとる石松は、病院きっての人望の持ち主でもある。特に七〇〇人を上回る看護師たちの多くが石松のファンだという。彼のことを「石松キリスト」と呼ぶ人もいる。もちろん誰も本物のキリストに会ったことも見たこともないが、もし今実在しているとすれば、多分このような姿形をしているに違いない——石松の風貌はそう思わせる。髪はほんの少し長髪で真ん中から無造作に分けている(最近、少し白髪が出てきた)。黒縁眼鏡の奥の目は澄んでいて、限りなくやさしい。話し方も穏やかである。

## 産婦人科医の父

石松は昭和三四(一九五九)年八月二四日、宮崎県都城市の大きな産婦人科医院の長男として生まれた。中学、高校は宮崎市の私立の男子高・日向学院で寮生活を送る。日向学院はミッション・スクールだったので、すぐ影響を受け、クリスチャンになりたいと思ったが、父から「大人になってから考えたらいい」と言われ、そのままになった。

一浪して岡山県倉敷市の川崎医科大学に入る。大学に入ってすぐオーケストラ部に入部。チェロをはじめた。翌年、後に妻となる田中隆子が新入生として入部してくる。隆子は自分にないものをたくさん持っていた。決断と行動が早い、一度決めたことは後悔しないなど。

付き合っているうちに、結婚を考えるようになった。卒業の前年(昭和五九年)一〇月、石松は隆子を連れて都城の実家に帰った。両親に隆子を引き合わせるためである。医学部六年生で翌年には卒業を控えている。両親は喜んで歓迎してくれるものとばかり思っていた。夕食は母が手作りのご馳走を並べてくれた。父はいつものように焼酎をロックで飲み、石松も一緒に杯を傾けた。石松産婦人科医院は棟続きの住居も広く、隆子は客間で、石松は自分が使っていた部屋でゆっくり眠った。次の朝、父の部屋に呼ばれて行くと父は何気なく「結婚には反対だよ」と言った。物静かな言葉遣いだったが断固とした感じで、石松が理由を聞こうとしても、首を横に振るだけだった。母は何も言わない。

次の日、倉敷に帰ってから、石松は父から反対されたことを隆子に打ち明けた。

「何が反対なのかよくわからない。お互いに学生だし、まだ早いということかも知れない。だが僕の決意は変わらない。隆子と結婚する。それでいいだろう」

隆子は黙って頷いた。目には大粒の涙があふれていた。

一九八五(昭和六〇)年三月、川崎医科大学医学部を卒業した石松は、大学附属病院救急部の研修医になった。同期生で同じ救急部を研修先に選んだ者は他にふたりいた。

川崎医大は日本ではじめて救急医学講座を開講していて、一次から三次までの救急患者を幅広く受け入れていた。当時、岡山県内で重篤な救急患者に対応していたのは日赤病院と川崎医大くらい。国立大学附属病院は時間外診療をやらない時代であり、必然的に川崎医大に県内の重症救急患者のほとんどが運ばれてくる。疾患にかかわらず、その患者たちに柔軟かつ迅速に対応していたのが印象的で、石松は医師としての最初の数年間を救急部で過ごしてみたいと思った。

しかし、父は猛反対だった。

「優秀な専門医になるためには、寄り道をしている時間はないぞ」

自分の跡を継いでほしい。そんな父の期待は伝わってきたが、そのときの石松には、専門医と一般医の違いはわからなかった。年賀状に家族の名前を列記してきた父は、その年の差出人欄から石松の名前を外した。父の怒りは想像を絶したものだった。しかし石松は石松で、医師として進むべき道も結婚も、徹底して自らの意志を貫く。

二年の研修の後、さらに一年延長して残る。救急部に運ばれてきてすぐ亡くなってしまう人もいる。本当に短い、患者との一期一会。短くとも、その人の最期を看取る重大な役割だと思った。予告なしにやってくる急患への対応。肉体的にも激務で、精神的なプレッシャーも想像をはるかに越えていたが、ひとつひとつがいい経験であった。いろんな人生に出会い、向き合うことができた。

八六年六月一五日、石松と隆子は倉敷市のカトリック教会で結婚式を挙げた。隆子の両親、祖父母、兄妹たちは式にもその後の披露宴にも出席したが、石松の両親は来なかった。隆子の両親たちに申し訳ないと思ったが、言葉に出して言うこともできなかった。隆子はまだ研修医一年生であった。

それから八カ月後の昭和六二年二月二七日、父は下咽頭がんで死去する。まだ五九歳であった。結婚を承認してもらいに帰った頃、父はひょっとして自身の病状を知っていたのだろうか。あのときが今生の別れとなってしまった。

今、父の年齢に近づいた石松は、ふと晩年の頃の父を思い起こすことがある。それはときに、幼少の自分が見上げた、もっと若い頃の父だったりもする。何かの折につぶやいた父の一言が、鮮明に蘇ってくる。そして思うのだ。あなたの跡を継ぐことはできなかったが、「救急」という一筋の道をまっすぐ歩いている。許して、いや認めてもらえないだろうか——。

## 聖路加国際病院救急部へ

救急部に担ぎ込まれる患者は重症者が多く、「死の看取り」ばかりである。悩む時期が続いた。

症状が比較的軽い患者はまず、「先生は何科のお医者さんですか」と異口同音に聞いてくる。「救急です」と答えると、「救急は内科ですか外科ですか」。救急部には各科の医師が交代で詰めている、というのが当時の世間の大方の見方である。

石松が最初に担当した患者は一七歳の男の子で、救急車で来たときすでに脳出血で脳死状態だった。精密検査をしてみると、白血病(血液のがん)がもともとの原因であることがわかったが、手の施しようもなく、搬送から五日目に亡くなった。

石松はその間ずっと付き添っていた。家族が遺体に縋るようにして泣き崩れる横で、言葉もなく立ち尽くしていた。小児がんは徐々に治る病気になってきてはいたものの、当時はまだまだ未開の分野だった。石松にとってはじめての患者は、今でも心の中に深く刻み込まれている。

勤務を重ねるうちに、救急車のサイレンにビクつくこともなくなったが、担架に乗せられて来る患者は緊急を要する者ばかりだった。症例もそれぞれ違う。たとえば、意識の無い状態の人に人工呼吸器を装着する。何日か経っても症状は好転しない。こんな場合どんな処置をするのか。人工呼吸器はいつまで付けておくのか。

患者当人に意思は示せない。家族の考え方にも違いがある。医師同士の横の連携。看護師の意見。すべてが大切である。主治医の独断ではなく、チームで対処しなければいけないのではないか。ひとつひとつが勉強になった。

石松が倉敷で救急医になって七年が経った平成四(一九九二)年二月、東京の聖路加国際病院理事会は新しい院長に、常務理事の日野原重明を四月二六日付で選任した。聖路加では医師の六五歳定年制を定めていたため、この年八〇歳を迎える日野原は、聖路加看護大学の学長と兼務で一期四年間だけ「フルタイムのボランティア」として無報酬で院長に就任した。日野原自身が出した就任の条件であった。

日野原はこれまでふたりしかいなかった副院長に小児科部長の西村昂三と総婦長の内田卿子を加えた。看護部門からの発言を重視し、医師と看護師を同等に扱う試みだった。看護師を副院長にした病院としては、日本では東札幌病院(一九八七年、石垣靖子看護部長が副院長に)に次ぐ。現在では多くの病院が副院長のひとりに看護師出身者を入れている。

日野原は次々と改革を打ち出していった。公衆衛生看護部を訪問看護科と保健指導科に分けたのもそうだし、その年の救急医療センターの発足もそうだ。救急医療センターを救急部と正式に命名、かねてから懇意だった小浜啓次・川崎医科大学教授(救急医学専攻)を臨床医学教育顧問として迎え、小浜の部下、高須伸克医師を川崎医科大から医長として招き、五二〇床すべて個室の新病院としてオープンと同時に発足させた。八月一日には救急告示医療機関(救急患者を受け入れることを表明している医療機関)に指定され、救急患者数は激増した。

日本の病院の救急部門は独立しているところが少なく、各科の当直医やその日の持ち回りで担当しているのが実情であった。救急は独立した部門として患者を受け入れるべきだというのが日野原の持論で、その救急部に力を入れているのが川崎医科大学附属病院であった。救急部門の充実に当たって小浜の力を借りる必要があったのである。

小浜は翌九三年夏、高須に次いでもうひとりの若い有望な医師を自分の大学から送り込んだ。それが石松である。石松は日野原体制になって二年目の平成五年八月に、聖路加国際病院の救急部に副医長として赴任した。

小浜教授から「東京の病院に行ってもらう」と言われたのはその三カ月前である。寝耳に水。だが命令は絶対だ。一昔前の医学部教授は絶対的な人事権を握っていて、その命令には否応なく従わなければならなかった。

小浜は異動を言い渡したあと、こう付け加えた。

「君は救急専門医としてやっていくつもりになっているんだろう。それなら聖路加はベストだ。昨年、院長になった日野原先生が新たに救急部をつくった。日野原先生の名前は君もよく知っているはずだ。先生はクリスチャンだ。君も同じじゃないか。環境もいいし働きがいもある。一足先に高須君も行っている。僕も顧問に名を連ねているから連絡はいつでも取れる。頑張ってほしい」

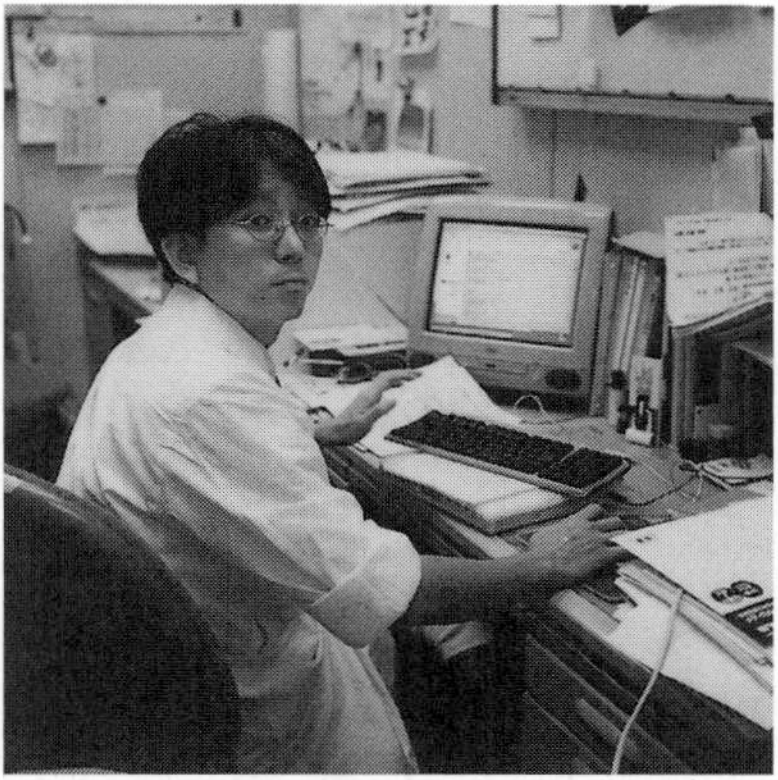
聖路加に赴任した頃の石松伸一，1996 年.

日野原の名前はむろん知っている。聖路加の名前も聞いたことがある。川崎医大附属病院には七年いる。在籍年数からいってそろそろどこかに出される頃である。岡山、倉敷近辺の病院しか考えていなかったから、東京と聞いてちょっと戸惑いがあったが、見知らぬ土地で頑張ってみるのも悪くないではないか。一年前に先輩も赴任している。石松は三四歳になろうとしていた。

妻・隆子は当時まだ大学院に在籍していて修了は翌年春の予定なので、半年間、単身赴任することになった。東京での家探しには隆子も付き合ってくれた。驚いたのは家賃の高さと、部屋の狭さだった。最初に住んだのは大田区東馬込。都営浅草線馬込駅から歩いて一二、三分である。馬込駅から東銀座に出て日比谷線に乗り換える。家から四〇分で病院に着く。翌年春に大学院を修了した隆子も上京してきた。

石松が救急部に赴任したとき、先輩の高須医長が「何でも困ったことは、玉木さんに相談すればいいよ」と、ひとりの青年を紹介してくれた。医事課の玉木真一である。石松より二、三歳年下だった。玉木は救急車が到着すると誰よりも先に迎えに行き、雪が降るとスコップを持って救急入口の雪掻きをするような男だった。そんな玉木と石松は、医師と事務の垣根を越えて親友のような間柄になっていく。

石松は敬虔なクリスチャンである。だからというわけではないが、救急車で仮にホームレスとおぼしき人が運ばれてきたとしても、外見や服装だけで先入観を抱くようなことはない。救急医の基本は、「いつ、いかなるときにも、あらゆる患者に適切な対応ができる」ことである。すでに心肺停止状態で来る人もいれば、数時間後に亡くなる人もいる。適切な応急処置をして入院する必要があれば、ただちにその手続きをとる。それが原則のはずだ。

だが、聖路加に来てみると、できたばかりの救急部に対し、病院内部では「厄介者を抱え込んだ」と思っている人たちが大半だった。まず、予定が立たない。だから、採算も取りにくい。救急車から第一報が入ると、患者の身体だけでなく懐《ふところ》の状態まで聞かせるような雰囲気があった。救急車から連絡が入ると、運ばれてくる患者に「支払い能力があるかどうか」を確認することになっていたのだ。

そんなバカなことがあるか。

聖路加への転職が決まったとき、ある大先輩から「あそこは午前中に金持ちを診察して、午後から隅田川べりの浮浪者の診察に出かけていく。そういう病院だ」と聞かされていた。見ると聞くとでは大違いだ。病を得てやってくる人を、分けへだてなく診る。それが聖路加国際病院創立の精神だったはずだ。玉木にも同じような焦燥感があったようだ。

一九九五年一月に阪神・淡路大震災が起こったとき、真っ先に神戸に行きたいと言い出したのは玉木だった。聖路加からも応援に行くべきだ。玉木の呼びかけに応じて石松も立ち上がった。九人のメンバーと一緒に「ボランティア研究会」を発足させ、その後「ルカ・ジャパン」と名称を変えた。聖路加国際病院で働いているスタッフが仕事を通じて得た「知識」「技術」「経験」「情熱」を広く社会に還元しようという集まりで、石松が代表を、玉木が事務局を務めることになったが、石松が多忙なときは玉木がすべてを引き受けてくれた。阪神・淡路にも、医師、看護師たちが派遣された。その後、本格的に活動に入ろうとする直前に地下鉄サリン事件が発生した。石松が聖路加に来て二年目、同年三月二〇日月曜日の朝である。

## 地下鉄サリン事件

当日、石松は午前七時過ぎには病院に着いていた。普段から朝六時半には家を出る。この日は前夜が日曜日で当直医が比較的若い先生だったので、何か困ったことや変わったことが起こっていないか確認する必要があった。前夜に救急車で来た急患はゼロだった。もし救急部に緊急入院している患者がいたら、そのまま該当する科に移すか容態を見て帰宅させるか、などの判断を下さなければならない。

処置することは何もない。珍しい朝であった。

石松はほっとして救急外来に行った。人の気配も無く病院の朝は静かである。医長の高須は休みで実家のある茨城に帰っていた。

そのとき、電話が鳴った。

無意識のうちに時計を見ると、針は八時一六分をさしている。近くにいた看護師が受話器を取った。一言二言やりとりしているうちに顔色が変わっていく。受話器を押さえて石松に急き込んで聞いた。

「茅場町の駅で爆発火災が発生した模様です。重症を何人くらい受けられますか、と聞いています」

爆発火災。茅場町ならすぐ近くではないか。

石松はとっさに現場を思い描きながら「四、五人は大丈夫だ」と答えた。爆発といっても何が原因で、どの程度の規模かわからないが、八時から九時にかけてはちょうど夜勤と日勤が交代する時間帯で引き継ぎの最中である。まずスタッフを確保しなくては。

「何か大きな爆発事故らしい。夜勤明けの人も残って手伝ってほしい」

石松は両手をメガホンのように口に当てて叫んだ。病棟の回診から帰ってきた研修医にもそのまま待機するよう言い、点滴の準備や出血の多い人が来たときに備えてシーツを集めるように指示した。

普段だとまず地域の消防から電話が入り、「今から何歳のこんな症状の人を連れて行く」などと前触れがあるはずだ。この朝は看護師が最初に取った後、電話も鳴らない。嵐の前の静けさなのか。

八時四〇分になってようやく、救急車のサイレンが近づいてきた。最初の患者がストレッチャーで降ろされてきたが、どこにも外傷はない。「頭が痛い」、「吐き気がする」と言うばかりだ。救急に「爆発じゃなかったのですか」と聞くと、「自分たちにはわかりません。駅まで出動したら地下鉄の地上に出たところに人がいっぱい倒れていたので、その中のひとりを連れて来ました」と言ってすぐに引き返して行った。気もそぞろで慌てている様子だった。

救急患者を引き渡すさいの手続きどころではなかった。とにかく診察室に入れた。年齢などいちいち確かめている時間もない。「何が起こったか全然わかりません。とにかく息が苦しい。目も頭も痛い」と訴える。八時四三分に次の救急車が到着した。若い女性だったが、すでに心肺停止、呼吸もしていない。これは大変だということで、その場ですぐに蘇生を始めた。その直後にもうひとり、心臓も呼吸も止まった女性が来た。重症者の場合、医師、看護師ら三人か四人で手当てにかかるのだが、それがたちまちふたりになった。このままでは人が足りなくなる。そこへワンボックスの自家用車で心肺停止状態の人が運ばれて来た。さらにサイレンの音がする。一台や二台ではなさそうだ。タクシーや歩いて来る人もいる。救急部は人であふれはじめた。ベッドが足りない。廊下でも通路でも構わない。空いているところにシーツか毛布を敷いて寝かせろ。これは、ただごとではない。何かとんでもない大事故が起こったのだ。非常事態だ。

石松はスタットコール(非常放送)をかけなければ、と思った。

そこへ日野原院長や看護部長も兼ねている井部副院長らが現れた。月曜日の朝の定例幹部会の日であった。会議中に副看護部長の竹内和泉が急を知らせたのだ。「スタットコールお願いします」、石松が誰にともなく言うと、みんなは無言で頷き、事務の責任者が走って電話交換室に向った。

「スタットコール救急センター」と二回放送すれば院内の手が空いている医師、看護師は全員急いで集まる。二カ月前の阪神・淡路大震災の後、非常時の対策が取り決められていた。放送が流れるとあっという間に、数えきれないくらいの医師や看護師が一階の救急部に集まってきた。

救急部にスタットコールが発せられるというのは、よほどのことが起こったのだ。誰もがそう思ったはずだ。放送が流れた午前九時前後は、各部門で交代勤務につくときである。一日のうちでいちばん医師、看護師が病院内にいる時間帯だ。不幸中の幸いだった。

九時半に日野原が「今日のすべての診察を中止する。手術も緊急以外は止める。救急患者に集中しよう」と宣言した。

後に「聖路加は来る患者を拒まずすべて受け入れた」と、世間での評価を高めた。日野原がそうしようと言ったのは事実だが、次々押し寄せる救急患者を断ることなど、実際にはできるはずもなかったのが実情である。

その日、聖路加国際病院が診察したサリン事件の被害者は六四〇人である。普段は一日に二四〇〇―二五〇〇人の外来患者が診察や検査に訪れる。しかしそれらの人は午前と午後に分かれ、予約時間に来院する。この日は六四〇人が午前八時四〇分から二時間ぐらいの間に集中した。

救急部からあふれた患者は廊下に寝かされ、次いで二階のトイスラーホールも開放されて臨時病室と化した。各科の空きベッドも使用することになった。前線の指揮は三上、井部の両副院長と内科の山科章医長、そして石松がとった。野戦病院という言葉は、映画か小説の世界のものでしかなかった。それが今、目の前で現実になっている。どこが爆発現場なのか、何が起こったのか、誰にもわかっていなかった。

救急車やタクシー、乗用車が二時間ばかりの間に殺到した。歩ける者。歩けない者。意識のしっかりしている者。ぐったりして半ば意識のない者。石松は車が着くたびに患者の状態を確かめ、看護師に衣服を脱がせてビニール袋に入れさせた。衣服に何か付着していれば、二次感染の恐れがある。

石松の手際良い対応を見ていて、井部は、この副医長はいつ頃から救急にいるのかと思った。おとなしそうな青年は顔色ひとつ変えず、他の医師や看護師たちに指示を飛ばしている。戦時下でもない平和な国の病院で、こんな修羅場に出会うことはまずない。

石松は当初、有機リン系の中毒を疑っていた。外傷もない、衣服に焼けたり焦げたりした跡がない。だが、倉敷にいたとき、農薬による有機リン中毒の患者をたくさん診ている。しかし、どうやら違うらしい。そのときふと、前年の夏に松本で発生したサリン事件が頭を掠めた。

一一時過ぎになってテレビを見ていた職員が「警視庁がサリンらしいと発表している」と知らせてきた。その前後に信州大学附属病院から一枚のファックスが日野原宛てに届いた。そこにも松本サリン事件と同じと見られる、と記されていた。さらに自衛隊中央病院から医師と看護師が応援に駆けつけてきた。化学兵器のサリン情報も持参していた。治療には解毒薬のパムが有効とあった。パムなら在庫があるはずだ。石松は事務に言ってあるだけのパムを出してもらい、薬剤部とも話し、外部からも至急取り寄せる手配をした。

午後になると救急外来も落ち着きを取り戻していった。夕方になると、サリン以外の救急患者も来るようになったが、歩いて来るサリン関連の患者もいた。夜の八時頃になって、お盆に握り飯が積まれて配られはじめた。石松もひとつ手に取り、口にした。朝から何も食べていなかったが、味は感じなかった。しかしここで何か食べておかないと、まだ何かあるかもしれない。

先にも書いたように同日、聖路加国際病院で診察を受けたサリンの被害者は六四〇人。一一一人が入院し、そのうち五人が重症で集中治療室に入った。石松は救急部の夜勤明けや日勤の医師に「今夜は帰るように」と指示し、夜勤者を数人増やして自分は残ることにした。重症者を中心に、何時間かおきに容態を診る必要があった。

夜勤体制にした後、石松がやらなければならないのは、医事課の職員と一緒に一一一人の入院者の名前を確認することであった。病院には電話や直接来て家族の安否を問い合わせる人たちが相次いでいた。運ばれて来て緊急入院したが、名前も住所もわからない重体の人もいる。最上階の一〇階から九、八、七と順番に名前、住所、連絡先を聞き出し、容態も書き留めていった。一階まで来てさらにトイスラーホールに緊急入院している人の所へも足を運んだ。一一一人のうち身元が判明したのは一〇七人、残る四人はわからないままだった。

運び込まれたふたり目に心肺停止状態で抱えられて来たM子もいた。後日わかったことだが、M子の両親は何度か聖路加に娘の安否を尋ねて来院している。しかし「該当者なし」と返事をされていた。

当日夜遅く石松らは入院者名簿を作り病院の玄関に貼り出し、マスコミ各社にも知らせた。だが四人の身元不明者はその日はそのままで、M子の両親が娘と対面できたのは三日後、四番目であった。男性だと洋服などに定期入れ、名刺、財布など身分を証明するものがあるが、女性の場合、ハンドバッグにすべてが入っていることが多く、それがなくなると身元がわかりにくい。M子も持ち物が無かった。身元不明者の特徴などを一覧表にして、名簿と一緒に公表すればよかったと反省したのは後日のことである。

その日は日付が変わって午前五時ごろまで病棟を巡回していた。比較的軽い症状の人でも、サリン中毒の影響で、寝入ると脈拍が乱れることがある。そんな人たちには硫酸アトロピリンを注射したし、心電図をつけている人にも注意を払う必要があった。

二時間ほど仮眠して、翌二一日朝七時から再び病棟を回って歩いた。回復が早く退院できる人は帰そうということになり、一一一人のうち約八〇人はその日午前中で退院していった。日勤のスタッフも揃ったので、石松はお昼過ぎに病院を後にした。ほとんど徹夜に近かったが、疲れはそれほど感じていなかった。

東馬込の自宅に着いたのは午後一時半頃である。マンションの鍵を開けて家に入ると「あなた、生きてたの?」と妻の隆子がびっくりした顔をして飛び出してきた。

隆子はその頃、目黒の病院に勤めていて、前日のサリン事件の日も目黒にいた。聖路加も大変らしいと聞いて石松に連絡をとろうとしたが、電話が通じない。夜になっても石松から何も言ってこない。当時は携帯などまだ誰もが持つ時代ではない。ひょっとしたらサリン事件に巻き込まれたのかもしれない。隆子はそう思い、翌日は病院を休み、午後から聖路加に行こうとしていたところだった。

翌二二日、石松が出勤すると、アメリカの調査会社がサリン事件に関して病院に聞き取り調査に来ていた。通訳を連れた女性の調査員で、アメリカ政府か軍部かどこかの委託を受けて来たのだと、石松は思った。関係各所がそれぞれに応じた。

その次の年に英文で書かれた膨大な報告書を聖路加国際病院は受け取っている。アメリカのシンクタンク「ヘンリー・L・スティムソンセンター」から出されたその報告書によると、サリン事件が起こる二日後の三月二二日に上九一色《かみくいしき》村の強制捜査が決まっていて、警察上層部と自衛隊ではその前日の二一日か前々日の二〇日に、オウムがどこかでサリンを撒く恐れがあるとみて、極秘裏に警戒していたというではないか。

『聖路加国際病院の100年』は、地下鉄サリン事件について次のように簡潔に記録している(表記を一部改めた)。

〈一九九五(平成七)年三月二〇日には死者一二名、負傷者五〇〇〇名以上を出した地下鉄サリン事件が発生した。当日は午前七時三〇分から定例幹部会開催中、八時三〇分に消防署から「地下鉄での大爆発事故発生」との報が届き、八時四〇分には院内放送で救急センターへの医師集合の要請がなされた。相次ぐ救急車の患者搬送に対応するため、日野原重明院長は外来診察中止の指示を出すとともに、麻酔のかかった手術患者を除く予定手術の中止指令を出し、全病院が救急体制をとった。桜井健司副院長はトリアージ(患者の振り分け)を担当、三上隆三、井部俊子副院長は続々入院する患者の病棟受け入れの指揮をとった。

一〇時頃、自衛隊中央病院から医師一名、看護師三名の応援があり、サリン中毒を強く疑う情報が提供された。また信州大学附属病院からもサリン中毒についての対応処置のFAXが送られた。院内は報道陣も入り乱れて、さながら野戦病院のようであった。

サリン中毒と判明直後「院内治療方針マニュアル」が作成・配布され、患者用にも「ミニかわら版」が配られた。また、午後五時には東京都から四〇台の仮設ベッドが貸与され、トイスラーホールに設置した。事件発生当日は午前と午後に各一回院長、副院長による共同記者会見を行ない、翌二一日も三上隆三副院長と山科章内科医長が記者会見を行なった。また二〇日昼前には田中真紀子科学技術庁長官が、夕刻には鈴木俊一東京都知事が現場視察と被害者の見舞いに来院された。

収容患者数は総勢六四〇名、うち一一〇名が入院した。救援には聖路加看護大学教職員及び学生、ボランティアも参加し、全病院総力を挙げて救援活動が行なわれた。病院の構造が災害時への対応を考えて設計されていたことも患者収容を円滑にした要因となった。入院患者の中で女性一名が死亡、他はすべて短期間で退院となった〉

## 活動を広げる

「ボランティア医師求む」。サリン事件がひと段落して三カ月ほどした六月頃、石松は妻と一緒に訪れた大田区の長原教会で、カトリック新聞に載っていた一行広告を見つける。大震災、サリン。世の中何が起こるか予想もつかない。聖路加以外でも何かやれることがあれば役にたちたい、そんな思いが身体の中にみなぎっていた。

電話をかけ、妻と一緒に山谷《さんや》の診療所に行ってみた。医師がひとり辞め、診察日が一日空いていた。「救急で来られない日もある」と言うと、「来られる日だけでも有難い」と言われた。「それなら」と気が楽になった。妻も賛成してくれた。

山谷の診療所には、玉木も同道した。これがきっかけで山谷と縁ができるのである。

石松は時間があるときは週に一度、ボランティア医師として山谷に行き、玉木は病院内の「ルカ・ジャパン」のメンバーを連れて、食糧配布や炊き出しに参加した。また冬季の支援として毛布集めを院内外に呼びかけた。山谷での炊き出しやパトロールが夜一〇時頃までかかったため、玉木は女性職員の帰路をしきりに心配した。些細なことまで気を遣う男だった。

「キリスト教の愛の心がひとのなやみを救うために働けば、苦しみは消えてその人はうまれかわったようになる。この偉大な愛の力を、誰でもがすぐわかるようにあらわして、生きて働くのがこの病院でありたい」

トイスラーのこの言葉が、石松にも玉木にも刻み込まれている。この精神を受け継ぎ、守り、永遠に続けなければならない。先進国となった今、恵まれない国に医療援助をするのは当然である。一九九五年にはネパールのブータン難民キャンプ、AMDAリファーラルホスピタル、障害児教育センターを訪問した。「途上国スタディツアー」と名づけ、その後、毎年のように活動している。

## 石松の一週間

今病院で「いちばん忙しい男」、救急部長・石松伸一の平均的な一週間をここに記してみる。

【月曜日】

午前四時半─五時に起床。まず風呂を沸かすため点火する。その間に前夜の食事の洗い物が残っていれば洗って、食器乾燥機に入れてオンにする。米を研ぎ、炊飯器をセット。炊きあがりを六時に設定。風呂に入って午前五時半にマイカーで家を出て、六時前には病院に着く。朝食は摂らない(セットしたごはんは娘ふたりと妻のため)。

病院到着後、自室で白衣に着替える。救急外来に行きホワイトボードで空きベッドがあるかどうか、前夜、救急で何人来てそのうち何人入院したかなどを確認する。当直医のうち必ず責任者として救急医が入っているので、前夜の様子(たとえば診断がつかなかった患者がいたかどうかなど)を聞く。そして労《ねぎら》いの言葉をかける。当直明けの看護師の責任者からも、変わったことはなかったかどうか聞く。救急部の医師は九人、看護師は病棟(ICUを含む)六五人、外来二五人である。四階の救急病棟に上がり、前夜から変化がないか見て回る。

平穏無事なときは午前七時半に職員食堂に行って、朝食にありつく。定食三〇〇円。おかずは肉か魚を選ぶ。石松は必ず魚。赤魚の焼いたものがあれば必ずこれだ。脂が乗っていて実に美味しい。赤魚の日は子どものように喜ぶので、食堂の人は「先生、赤魚がある日は電話しましょうか」と言ってくれる。味噌汁はもっぱら赤だし。食堂に行く時間がないときはパンも買いに行けないので、朝食は抜き。

午前七時四五分―八時。救急の医師(八―一〇人。研修医二―五人)と放射線科の医師(六―七人)でレントゲンやCTを診て異常を見逃していないか確認する。八時過ぎから脳外科の医師も参加する。その後、救急のスタッフだけで前日に来た患者についての報告を聞く。

午前九時から約一五分、病床会議。メンバーは院長、看護部(副院長)、医事課長、ソーシャルワーカー、内科医(チーフレジデント)、集中治療室医師、循環器医師、救急部長(石松が出られないときは望月俊明集中治療室長)、医療連携室、病床管理ナースマネジャー(副看護部長)らである。この会議の目的は、今日、救急で来る急患を何人ぐらい受け入れられるかを確認すること。以前はベッドの空き状況を各科や病棟ごとに把握していたが、現在はナースマネジャーのところに集約する。そのため病床稼働率が上がった。福井院長のアイデアである。最近は他の病院でも、病床稼働率アップの努力をしている。

午前九時一五分―三〇分。ご意見ミーティング。病院に来た投書や相談窓口に直接来た苦情や意見について、関係者で検討する。メンバーは院長、看護部長、サービス・マナー担当ナースマネジャー、施設課長。石松もできるだけ同席する。トイレが汚い。ゴミが溜まっている。対応が悪かった。一方、感謝の気持ちを表すものもある。事前に関係部署で解決できるものはしておき、皆で検討を要するものだけを取り上げる。投書は一日に十数件。来ない日もある。住所、氏名を明記してあるものには返事を出すことにしている。

午前九時半からセーフティ・ミーティング(医療安全)。医療事故になりそうだったケースの報告。メンバーはご意見ミーティングと同じ。事実の確認や現場の状況をみて対応策を講じる。一〇時頃終わって救急部へ帰る。秘書の太田春菜にその日のスケジュールを確認してから、自分のデスクでメールチェックや書類作成(秘書は八時三〇分―一六時三〇分勤務が原則だが、実際には午前七時頃には出勤している)。

一二時―一二時三〇分の間に昼食。職員食堂で石松の選択はほとんどがラーメンと小鉢(野菜サラダ)三〇〇円。外食は週に一回ぐらい。

午後。診断書の作成と外来客(主に製薬、医療機械関係)との対応。昔のような製薬会社の接待はない。薬に関しては午後の空いている時間か、あらかじめ時間を調整して、できるだけ多くの医師で説明を受ける。接待によって薬を決める時代ではない。夕方に会議が入ったりするが、月曜日は比較的少ない。

一九時―二〇時頃、(何もなければ)マイカーか電車で帰宅の途に着く。病院を出る前に自宅に電話をして自分の分の晩ご飯があるかどうか確認する。「あなたの分は用意していない」なんてツレナい返事が返ってくることがたまにある。そんなときは自宅近くのコンビニで弁当と日本酒(菊水一缶)とハイボール一缶(合計二合)を買って帰る。酒は何でも飲めるがやはり日本酒がいい。いくらでも飲めるが、家では控えている。高一と中三の娘(ともに青山学院)に妻、女三人が目を光らせている。食事(コンビニ弁当の日もあれば妻の手料理の日もある)をしながら、娘たちと話をする。長女は初等部から中等部まで吹奏楽部でトランペットを吹いていたが練習が多く塾にも行けないのでやめて、今はチエロを個人授業で習っている。本人はそのまま青山学院の大学に行くつもりらしい。二女はバドミントンをやっている。こちらは将来、医学部に行きたいと言っている。学校の成績から部活まで話題は尽きない。

二三時から二四時頃までに就寝する。たまには病院から携帯に電話が入るが救急患者の対応についてであって、病院に駆けつけるようなことは滅多にない。

【火曜日】

(病院に出勤するまでは月曜日とほぼ同じ)

七時三〇分—四五分。抄読会があるため朝食抜き。教科書や論文をみんなで読みながらの勉強だ。その日の担当者が音読し、疑問点や重要なところを検討する。午後はデスクワークが中心だが、急患があって手が足りないときは応援する。夕方に委員会が入るときもある。たとえば研修管理委員会(研修医の研修の進行状況などを確認する)。

午後七時—八時頃に帰途につく。月曜日と同じパターン。

【水曜日】

午前一〇時までは月、火曜日と同じ。

(何もなければ)午前一〇時頃に病院を出て、日比谷線で南千住・旧山谷地区のホームレスを対象とした診療所(NPO法人・山友会が運営)で午前中いっぱい、ボランティアで診察をする。石松は同NPO法人の理事にも名前を連ねている。水曜日にここへ通い始めて一八年が経った。

当初は金曜日の午前中にしたが、その後水曜日に変えてもらった。救急部のスタッフにはこのことを打ち明けたが、病院には特に報告しなかった。トイスラー精神を考えたら、病院の収益を上げる以外の業務も認めてくれてもいいのではないか、石松は常々そう考えていた。あるとき、研修医を連れて行った。聖路加とはまるで違う。研修医たちは最初戸惑った様子だったが次第に馴れ、医療の現場は大きな病院だけではないことを学んだ。

石松は日野原の後任院長となった福井に思い切って現状を話し、研修医のプログラムに「さまざまな社会背景の医療を経験する」を入れたい、と訴えた。福井は「それはいい。ぜひ続けてほしい」とあっけないくらい簡単に賛成してくれた。以後、水曜日午前中のボランティアは公認のもとに行なわれている。

アクシデントがない限り午前中に診療所を出て、一二時半頃、築地駅に着く。病院に連絡を入れ、急ぎの用がないときは駅を出て左折、すぐの「女王ラーメン」に寄る。この店は明け方までやっているので、深夜にスタッフとビールを飲みながら野菜炒めや餃子を食べるときもあった（二〇一三年春に閉店）。

一三時頃、病院に戻ってデスクワーク。月に何度か一六時から会議がある。

一六時―一七時は病院管理協議会。トイスラーホールにさまざまな職種の幹部約一〇〇人が出席。連絡報告事項など。司会は福井院長がするが、開会と閉会の前にお祈りがある。終わって自室に戻り、何も無ければ一八時―一九時頃、車か日比谷線で帰る。帰る前に自宅に電話を入れるのはいつもと同じ。

ただし、第四水曜日だけは一九時―二一時くらいまで「ＥＲカンファレンス」に参加する。都内の病院の救急専門医が集まり、救急医療に関する勉強会を開催している。参加しているのは聖路加の他に独立行政法人国立病院機構東京医療センター（旧東京第二病院・駒沢）、国立国際医療研究センター病院（旧東京第一病院・新宿戸山）、国立成育医療センター（旧国立大蔵病院・喜多見）である。さまざまなケースを出し合って、いろいろな角度から検討する。九時頃に終わると持ち回り当番制で懇親会をやる。当番が聖路加だと築地が近いので魚の店、国立医療研究センターだと新宿・戸山なので（新大久保が近い）韓国料理となる。会費は役職者だと五〇〇〇―一〇〇〇〇円、研修医は二〇〇〇―三〇〇〇円、医学生は無料。安くて旨い店を探すのが幹事の腕である。一〇時過ぎにはお開きとする。病院同士の情報交換にもなり、有意義な集まりである。

【木曜日】

午前中は「石松外来」と救急部では呼ばれている。救急部には診察券を持たないで来院する患者(救急で搬送されない患者)もいる。この人たちを診察するのは救急部の一般内科である。そこで診断がつけば、次回から他の専門外来に回されるが、診断がつきにくい患者もいる。軽症の場合もある。そんな患者の中で、二回目以降も石松に診てもらいたい患者が出てくる。石松を主治医と仰ぐわけだ。「ここは救急の患者のためにあるのだから」と断って該当部門に回しても差し支えないのだが、石松にはそれができない。来る者は拒まず。いつも六―七人の「常連」がやって来る。

一三時頃に昼食(職員食堂)。

一五時―一六時。ソーシャルカンファレンス。参加者は各科の医師、医事課、ソーシャルワーカー、チャプレンなど。入院中の患者が抱える社会的な問題について話し合う。治療方針をめぐる課題。転院を希望しているが受け入れ先がない。家族が見つからない。ホームレスで元々の居住地域がわからない。生活保護。意識が戻らない身元不明の患者の扱い、などなど、さまざまな問題がある。

一六時―一七時(月一回。第一木曜日)。災害対策委員会。病院内の役職者が集まり、災害への準備と対策をそのつど確認、検討する。訓練は原則年一回。

一七時半―一九時(月一回。第一木曜日)。救急マネジャーミーティング。救急部門の医師役職者、看護師役職者が七人ぐらい集まる。伝達事項。聖路加国際病院の看護職員は約七〇〇人いるが(定年などで毎年その一割程度が辞めていく)、救急部門、救急外来、ICU、HCUと四カ所で約七〇人の看護師が働いている。彼女らの得手不得手や人間関係にも注意を払う必要がある。終わり次第、自宅に「カエルコール」を入れて帰途に着く。

【金曜日】

(第四だけ)七時半―八時一五分。救急集中治療部門運営委員会。出席は院内集中治療室(ICU)の各代表。石松もそのメンバーだが、院長はオブザーバーとして出る。重症患者をどうしたら断らないで受け入れられるか、など具体的な事例を挙げて検討する。八時一五分―九時頃。急変ワーキングミーティング。前月に、急に容態が悪くなった人をリストアップして、その理由やどうしたら防げたかを話し合う。

それ以外の金曜日は朝、普段どおりに出勤するが、一番余裕がある日である。ただ夕方からは忙しい。長女のお稽古(チェロ)の送り迎えがある。先生の家(都内)に二〇時一五分までに着くよう、車で送って行く。石松も一緒にレッスンを見せてもらって九時半ごろに帰り仕度をする。長女はすでに食事を済ませているときもあるが、まだのときは帰りにふたりでどこかに寄って食べる。石松が行けないときは妻がタクシーで送り迎えする。チェロは大きな楽器なので電車で往復はむずかしい。長女が小学二年生からチェロを始めたのは、両親の影響であろう。石松は大学に入ってすぐオーケストラに参加、たまたま人数が足りなかったので、チェロをやれと言われた。一年後に入学した妻の隆子は最初からチェロが志望。音楽的才能は妻のほうが上だと密かに認めている。二女はバイオリン。小学校に入ると同時にはじめている。

実は、石松は「聖路加フィルハーモニックオーケストラ」の団長である。二〇〇九年五月に結団式をした。病院内のあちこちに楽器を手にする人がいることを知り、急遽つくったのだ。現在団員は約七〇人。男女比三対七。しかし職場がバラバラなので、揃って練習をする時間が取れない。それでも強行すると、四、五人しか集まらない日もある。来られなかった人は独自でやる。「継続は力なり」を信じてやるしかない。二〇一二年一〇月三日には晴海トリトンの第一生命ホールで「日野原重明一〇一歳記念祝賀の夕べ」でバルカン室内管弦楽団と共演して、日野原を祝った。

【土曜日／日曜日】

休みの日でも(出張中でなければ)、朝六時から七時の間に病院に行く。変わったことがないか確認するためである。当直を信用してないわけではないが、できれば自分の目で確かめたいのだ。何もなければ九時頃には帰宅する。午前中は新聞を読んだりテレビのニュースを見て過ごす。午後も家の中でブラブラしている。土、日の晩ご飯はたいてい、石松が作る。秋から冬は鍋が多い。今は材料も出汁も手ごろなものがスーパーで簡単に手に入る。妻は韓国料理が好きである。料理だけでなく、音楽もドラマも韓国一色だ。娘たちもその影響をうけて家中、韓国だらけになっている。石松一家にとって、週末はのんびり団欒できる、憩いの一刻である。

## 聖路加国際病院の原点へ

二〇一三年二月二七日、石松の携帯に総務から連絡が入った。院長室に電話がほしいと言う。何事かと思ったら、「明日二八日の朝七時半に来てほしい」という福井からの呼び出しであった。病院の朝は早いから時間には驚かないが、用件に心当たりはない。

次の朝、指定された時間に院長室に行くと、福井が目の前のソファを指差した。

「お早うございます」

そう挨拶をしながら石松が座ると、福井がおもむろに口を開いた。

「きみを副院長に決めたから」

石松は面食らって一瞬言葉を失った。

「院長。人事のそういう話はまず、やってくれとか、やってくれないかと最初に聞くものじゃないんですか?」

「いや、任命権限は院長の私にあるから」

「業務命令ですか」

「そう受け取ってもらっていい。任期は二年だ。ただし、その前に私が辞めるようなときは一緒に辞めてもらうかもしれない」

「わかりました」

石松はそう返事した後、福井に言った。

「副院長の仕事は院長の考えや方針を全職員にわかりやすく伝えることだと思うので、よくコミュニケーションを取るよう努めます。しかし院長とコミュニケーションを取るのが実は一番難しいことですね」

福井は黙って笑っているだけだった。

三月はじめに部長会(約四〇人の医師)とナースマネジャー会があり、その場で石松は副院長就任の挨拶をした。その席で石松は院長に呼び出されたときのやりとりをすべて披露した。最後のくだりが特に受けた。言葉を飾らず、率直にありのまま話す石松らしかった。福井もその場にいたが、苦笑するしかなかった。

部長会に前後して、偶然廊下で細谷と会った。「先生が仕組んだんでしょう」と言うと、細谷はいつもの飄々とした表情で「何も知らんよ」ととぼけた後、「副院長の中にクリスチャンがひとりぐらいいた方がいいんじゃない」と、笑いながら歩き去った。細谷が抜けた後、副院長は、内科の小松康宏、産婦人科の百枝幹雄、看護部長の柳橋礼子の三人である。そこへ石松が加わることになる。年齢、キャリアからいけばまだまだ先輩がいる。石松の昇格が抜擢であることは間違いない。石松は細谷が進言した結果だと思っている。

細谷と親しく接するようになったのは、救急部勤務になって半年過ぎた頃である。その頃、生後三カ月の長女を連れて出勤していた。病院内に託児所があったのでそこに預け、夕方早く帰られないときはベビーシッターに迎えに来てもらっていた(当時、隆子は世田谷区の病院に勤務)。そんなある朝、熱を出して具合が悪そうな長女を抱いて小児科の外来で診察を待っているところに細谷が通りかかった。石松は白衣を着て名札をつけているから、医師だとすぐわかる。細谷は「お、どうした」と石松親子を自室に招き入れ、診察してくれた。細谷の名前は知っていたが、直に口を利くのはこのときがはじめてである。以後、病院内で行き合ったときなど、親しく話をするようになった。細谷の言うことはいつもブレがなく的確である。いつしか相談事があるときは、まずこの大先輩を訪ねるようになって、今日に至っている。

石松は二月一五日に開かれた「専門研修医のプログラムを考える会」で聖路加国際病院の方針、他の病院と違う特徴は何かということが討論されたことを後で知った。自分が副院長に就任する意味があるとすれば、まさにそこだと思う。聖路加は神が存在する病院なのだ。神の愛が院内の隅々にまで届いていなければならない。そしてそれを具体的にどう示していくかが課されているのだ。

平成二五(二〇一三)年七月一日の第一九回円環講座に、石松の出番が回ってきた。

この日午後六時から約二〇〇人の医師、看護師、職員を前にした話は「聖路加国際病院(救急)と山谷のひそかな関係」と題したものだったが、石松はこの日、「聖路加は他の病院とどこが違うのか。特徴は何なのか」を明確にしておきたかった。司会進行は院長の福井だから、当然ながら院長の耳にも入る。というより、実は誰よりも福井に聞いてほしかった。

石松は来場者たちに自ら書いた「ルカ・ジャパンと玉木さんについて」のコピーを配った。この中でまず、医務課職員の玉木真一との出会い、ボランティアグループの結成、山谷地区路上生活者支援や海外途上国へのさまざまな支援などについて紹介した。玉木は二〇〇六年六月に四四歳の若さで急逝したが、彼の存在なくして、これらのことは何ひとつ実現していなかった――。石松はまずそう前置きした形で話し始めた。もともとのタイトルは「救急医療とホームレス支援医療」であった。

山谷と救急の共通点としてまず、「社会の不合理性」をあげる。救急車で運ばれてくる人たちは、みんな何らかの突然の事故や不運に見舞われている。山谷にいる人たちも社会から突然の離脱によって隔離された形になっただけで、普通の人と変わらない。ふたつ目は懸命に生きようとしていること。救急に運ばれてくる人も、山谷にいる人たちも、懸命に生きようとしているのだ。だから山谷地区でボランティアをするとエネルギーを得られる。明日からまた頑張ろうという気になるという。三つ目に、忘れかけていたものを思い起こさせてくれる。たとえば、なぜ医者になったのか、なぜ看護師を職業に選んだのかなど、原点に返ることができると明かす。

平成七(一九九五)年六月、はじめて山谷の診療所に行った日から一八年が経つ。一度、皆さんも山谷に行って下さい。聖路加で働く意味や意義を再発見できますと会場を見渡した。

皆さんも、聖路加で働くことになったとき、何か目的とかやりがいをどこに求めるか考えたはずです。この病院はトイスラーが理想的な医療を実現しようとして創った病院です。必ずしもクリスチャンである必要はありません。しかし、基本にある精神は「愛の心」、「より良い医療」を目指す病院なのです。それが「ブランド」とか「富裕層対象」となりはじめたあたりから、聖路加の本質と現実の乖離がはじまったのです。ここらでもう一度原点に返るべきです、と訴えた。そして最後に質問に答える形で「昔はありましたが、今は救急車で運ばれてくる人を断ることはなくなりました」と言い切ると、福井が「それでいいのです。本当に困っている人はすべて受け入れましょう。しかしお金のある人には払ってもらいましょう(笑)」と明言した。そこまで意識したわけではなかったが、結果的に、この一言は院長から「言質《げんち》」を引き出した結果になった。

トイスラーホールに拍手と大きな歓声が上がった。

# 5
# 緩和ケア病棟一筋

## 高野真優子

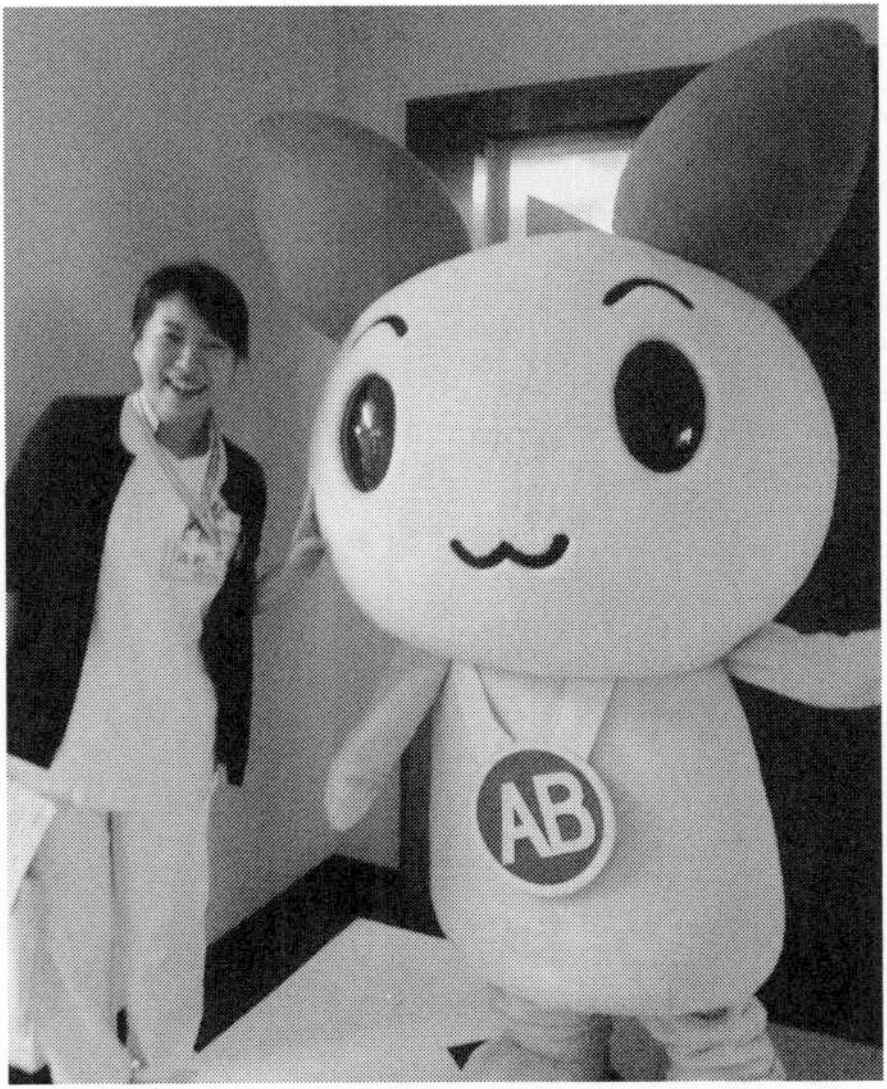


高野真優子，2016 年 11 月，献血キャラクター「けんけつちゃん」と一緒に病室で

聖路加国際病院では年間、約六〇〇人の入院患者が亡くなる。そのうち三分の一が緩和ケア病棟で人生の最期を迎えている。一日に一人近くが亡くなっていることになる。そんな病棟は他にない。

緩和ケア病棟は病院中央部の最上階一〇階にある。一〇階は西と東に分かれていて、西病棟が緩和ケアである。病棟真ん中のドーナツの穴の部分に看護ステーションがある。その外側に二四の病室がある。いずれの病室でも窓から外の景色が見える。この章では、一〇六八号室がしばしば登場するが、同室から隅田川は意外に間近にあり、行き交う船もはっきり見える。大きめのベッドにバス・トイレ。長椅子付のソファもあってクローゼット、洋服入れや棚などもある。三〇平方メートル以上あるだろうか。都心の豪華マンションか一流ホテルの一室に匹敵する。一室だけが二人部屋だがそれ以外は個室になっている。病室の稼働率は平均九七パーセント前後。ほぼ満室状態である。いや常に入室待機者がいる。ホテルと違って、空いたからといって、その日に入室とはいかない。部屋の清掃やさまざまな準備が必要である。

緩和ケア病棟の医師は男女各二人で、看護師は二四人である。

高野真優子《まゆこ》看護師長と伊藤祐子副看護師長が看護全体の指揮を執る。二〇人以上の入院患者にそれぞれ担当看護師を決め、昼間は六、七人が、夜間は三人の体制で当たる。医師は林章敏部長を含め四人。平日は外来を一人が担当し看護師も一人付く。平均入院日数は一〇日から一カ月だが、中には半年、一年に及ぶ人もいる。さまざまである。

## 死を意識する

看護師長を務める高野真優子は、一九七八(昭和五三)年一〇月三日、秋田・由利本荘市の生まれ。今年(二〇二〇年)、四二歳になる。この年齢で病棟一つを預かる看護師長は他に例がなく早い昇進である。高野の今日までの歩みを辿りながら、緩和ケア病棟の現状を追いたい。

高野は七歳のとき、秋田から埼玉県和光市に移り住んだ。住宅メーカーに勤務する父の転勤に伴ってである。同市の白子小学校から東京・文京区の跡見学園中等部に。同高校から第一志望の聖路加看護大学に進み、二〇〇一年三月卒業と同時に聖路加国際病院に入職した。大学の頃、いやもっと前から将来は緩和ケア病棟の看護師になりたいと思っていたという。なぜか。七歳のとき、祖父(母の父)が自死した。子どもから見ても普通の死に方ではない。おじいちゃんはなぜ死んだのか。お通夜のとき、母たちは死んだ父親のすぐそばでご馳走を並べて、みんなで賑やかに振舞っていた。どんな死に方であっても、人が死ぬということはその人にもう二度と会えなくなるということではないのか。顔も見られなくなるし、話をすることもできない。幼い高野は母の袖を引いて聞いた。「お母さん。みんなは、おじいちゃんが死んで悲しくないの?」

母がなんと答えたのかちゃんとは覚えていない。しかしこんなことを言った。

亡くなった人は明るく見送るのだよ。病気で死んでも自分で死んでも死ぬということは同じことなのよ。人はいつか死ぬ。早いか遅いか。いつどのようにして死ぬかは誰にも分らないよ。七歳のときの祖父の死は高野が初めて出合った身内の死である。その後、高野は二五歳で父の母、二七歳で父の父、三八歳で母の弟と四人の身内の死に遭遇している。母の弟も自死であった。

その頃のことだが、身内以外の亡くなった人でいまも忘れられないのは、小学校五年生のときの伊藤千賀里《ちがり》先生である。乳がんだったが、そのときは病名までは知らなかった。まだ三〇前後の若い先生だった。先生は自分の病気が治らないと分かった後もしばらく学校に来ていた。何かのとき、伊藤先生は「世の中に何か特別のようなものはないの。どんなことも普通なのよ」というようなことを言われた。病状が進んでからもいつも平然としておられた。母と一緒にお見舞いに行った。あの頃から人間の死を身近というか、常に意識するようになっていたのかもしれない。

その一方で、血を見るのもいやだった。食卓の上に焼き魚や煮魚があると、その目をみるのも怖かった。小学校卒業の頃は保健の先生を志望していたが、高校一年生のとき、母に将来は看護師になりたいとはっきり伝えた。大学を理系か文系かを選択しなければならなかったときである。母はそれなら助産師はどうかと勧めたが、「赤ちゃんが生まれる場所は誰からも祝福されるところでしょ。私は人生の最期を迎える人たちに手を差し伸べたい」と応えたのを覚えている。

高野の話を聞きながら、私は開高健と一人娘の道子、そして夫人で詩人の牧羊子、三人の、それぞれの死を思い浮かべる。

私が小説家・開高健を知ったのは、一九七七(昭和五二)年の梅雨の頃か。社会部サブデスクから出版局の「サンデー毎日」副編集長に異動して何かの特集を組むことになり、小説にとどまらない行動派の開高に長めの談話をもらうため、杉並・井草の開高邸に向かった。初対面である。小説家とは急速に親しくなっていった。何年後かに開高は茅ヶ崎の海岸近くに家を建てて移り住んだ。開高は用事がないときでも「ちょっと顔を見せに来なさい」と電話をかけてきた。夕方まで二、三時間無駄話に付き合う。息抜きなのだろう。夫人が出てきて雑談に付き合うときもあり、道子も仲間入りして生意気なことをずけずけ言うこともある。一家との付き合いはいつまでも続くように思われた。

開高健が五八歳の若さで逝去するのは一九八九年、平成に年号が変わる前年の昭和六四年一二月九日午前一一時五七分である。三田の済生会中央病院に駆けつけ、病院関係者専用のエレベーターで六階の特別病室に向かうと、夫人は中へ入れてくれた。少しやつれた開高健が目をつむって眠っているように見えた。

その夜、通夜の席で夫人は周囲が驚くほど陽気にはしゃいだ。夫人は近寄ろうとする無数の「女」を一歩も近づけず、いや四方八方から責められたが、最後は開高健を独り占めして守り通したのである。それが気分を高揚させていたのだと私は感じた。高野の小学生の頃の話を聞いていて、開高夫人のお通夜の日の姿を思い浮かべていた。

慶應の大学院修士課程を終えた開高道子はエッセイを書いたり挿絵を描いたりしていたが、独り立ちするところまでには届いてなかった。そんな彼女が茅ケ崎市の東海道線踏切をくぐって沼津行普通電車にはねられて死んだのは一九九四(平成六)年六月二二日正午頃、開高の死の五年後。四一歳、自死であった。さらに六年後の二〇〇〇(平成一二)年一月一九日夜、牧羊子は自宅キッチン近くで死亡している姿を発見された。胃潰瘍による出血死で、一五日頃死亡したらしい(警察発表)。こうして一家三人とも亡くなってしまった。

開高邸のすぐ近くに桑田圭祐の実家の魚屋がある。牧羊子は独りになってから捨て猫を二十数匹飼っていて、その魚屋で毎朝、鰯をバケツに二杯買っていた。魚屋がミュージシャンの実家であることを夫人は知らなかったし、魚屋は鰯を買いに来るおばあさんが開高夫人とは知る由もなかった。今年二〇二〇年は開高没後二〇年、生誕九〇年である。開高邸は記念館となって、湘南の海と向き合っている。

## 「病気になったら」

二〇〇一(平成一三)年四月、聖路加看護大学を卒業した高野は、四月一日付で聖路加国際病院に看護師として入職したことは先に紹介した。

緩和ケア病棟を希望していたが、最初に配属されたのは九階西病棟であった。ここも重症患者の病棟である。大学で理論と実習を学んできたが、病院の「現場」ではすべてが学んだ通りにはいかない。一人ひとり患者の病状も違うし、歩んできた人生も違う。その人たちに向き合って看護に当たるのである。本音でなければ通じない。いや本音以外では通じない。最初に担当した木下さんという三十代の女性の患者さんは亡くなる直前「あなたでよかった」と、じっと新人看護師の高野の目を見て言ってくれた。食道がんで入院していた宗村さんは五十代の会社経営者で、何でもありのまま言った。がんの辛さや痛みを高野にぶつけてきた。それを真正面から受けとめ、避けたり逃げたりしなかった。三年目にリーダーになる。リーダーは数人の看護師を束ねる班長のような立場である。

リーダーになって初めての患者は鈴木栄さん。七十歳、末期がんであった。ある日容態が急変したので駆けつけると、鈴木さんは高野の手を強く握った。握り返したが鈴木さんはいつまでもその手を離さない。高野はリーダーだから急いで戻らなければならない。やむを得ず、その手を振りほどいて看護ステーションに向かった。あのとき、そのまま息を引き取るまで手を握っていた方が良かったのではないか。今でもそれをときどき後悔する。高野の卒業論文は「終末期がん患者が体験するスピリチュアルペイン」である。終末期を迎えたがん患者一人に何度も面接して「自分らしさの喪失」「自分の人生のゆるぎ」「罪責感」「孤立感」の四つを聞き取ってまとめた。しかし看護師となって病棟の現場に来てみると、卒論で考えていたことと実際はやはり違う。

二〇〇三年の秋、眼科の先生であった神吉和男医師が入院してこられた。先生は肝臓がんで完治は難しい状態であった。だが平静を保ち、断片的に話される内容はまとまっていない分、哲学的な印象を受けた。高野が二〇〇四(平成一六)年春の異動で一〇階の緩和ケア病棟に移るとき、「患者の気持ちってこんなものだよ」と言って、何枚かの紙に書かれた詩のような文章を下さった。

「病気になったら」というタイトルがつけられていた。

病気になったら　どんどん泣こう
痛くて眠れないといって泣き
手術が怖いといって涙ぐみ

死にたくないよといって　めそめそしよう
恥も外聞もいらない
いつものやせ我慢や見えっぱりをすて
かっこわるく涙をこぼそう
またとないチャンスをもらったのだ
自分の弱さと　思いあがりを知るチャンスを

病気になったら　おもいきり甘えよう
あれが食べたいといい
こうしてほしいと頼み
もう少しそばにいてとお願いしよう
遠慮も気づかいもいらない
正直に　わがままに自分をさらけ出し
赤ん坊のようにみんなに甘えよう
またとないチャンスをもらったのだ
人の情けと　まごころに触れるチャンスを

病気になったら　こころゆくまで感動しよう
食べられることがどれほどありがたいことか
歩けることがどんなにすばらしいことか
新しい朝を迎えるのがいかに尊いことか
忘れていた感謝のこころを取りもどし
見過ごしていた当たり前のことに感動しよう
またとないチャンスをもらったのだ
この瞬間に自分が存在しているという神秘
命の不思議に　感動するチャンスを

病気になったら　すてきな友達をつくろう
同じ病を背負った仲間
日夜看病してくれるひと
すぐに駆けつけてくれる友人たち
義理のことばも　儀礼の品もいらない
黙って手を握るだけですべてを分かち合える
あたたかい友達をつくろう

またとないチャンスをもらったのだ
神さまがみんなを結んでくれるチャンスを

病気になったら　必ず治ると信じよう
原因がわからず長引いたとしても
治療法がなく悪化したとしても
現代科学では治らないと言われたとしても
あきらめずに道をさがし続けよう
奇跡的に回復した人はいくらでもいる
できるかぎりのことをして　信じて待とう
またとないチャンスをもらったのだ
信じてまつよろこびを生きるチャンスを

病気になったら　安心して祈ろう
天にむかって思いのすべてをぶちまけ
どうか助けてくださいと必死にすがり
深夜　ことばを失ってひざまずこう

この私を愛して生み　慈しんで育て
いつか御自分のもとへ呼んでくださる方に
すべてをゆだねて手を合わせよう
またとないチャンスをもらったのだ
まことの親である神に出会えるチャンスを

そしていつか　病気が治っても治らなくても
みんなみんな　流した涙の分だけ優しくなり
甘えとわがままをこえて自由になり
感動と感謝によって大きくなり
友達を増やして豊かになり
信じ続けて強くなり
祈りのうちに　神の子になるだろう
病気になったら　またとないチャンス到来
病のときは恵みのとき

新しい朝を迎えるのがいかに尊いことか

忘れていた感謝のこころを取り戻し
見過ごしていた当たり前のことに感動しよう
またとないチャンスをもらったのだ
この瞬間に自分が存在しているという神秘
命の不思議に　感動するチャンスを

感動と感謝によって大きくなり
友達を増やして豊かになり
信じ続けて強くなり
祈りのうちに　神の子になるだろう
病気になったら　またとないチャンス到来
病のときは恵みのとき

神吉先生は、高野が緩和ケアに移った年の秋に亡くなった。

「病気になったら」は晴佐《はるさ》久《く》昌英《まさひで》という神父が作ったものだった。この詩がどのような経緯で神吉先生のもとに届いたのかはわからない。しかし先生はこの詩のような一文を大切に持っていて、ときどきつぶやくように、となえるように口ずさんでいた。いた

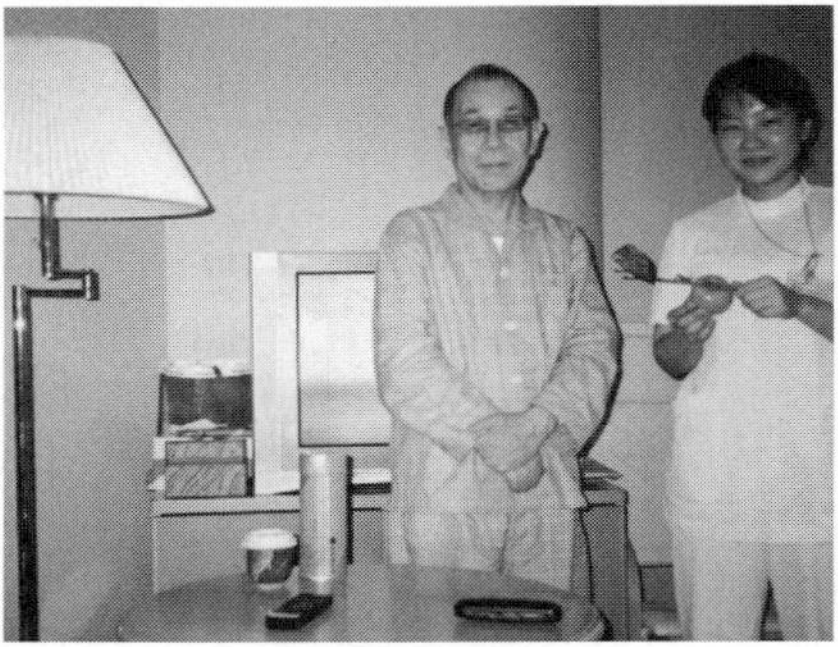

神吉和男医師と高野.

だいたとき、緩和ケア病棟の前にあるロビーで読んだ。一字一字が身体全体に浸み込んできた。二度三度と読み返していて、自然に涙があふれてくる。緩和ケアのベッドに入る人たちは全員がこんな心境で一刻一刻を過ごしているのか。そのことを肝に銘じて臨もう。高野は心にそう決した。

　日野原名誉院長は一〇五歳で亡くなる数カ月前まで、緩和ケア病棟の回診を続けていた。最後の頃は車椅子だったが、決して形式的な回診でなく、入院患者への対応を医師、看護師にただした。高野が印象に残っているのは、二〇一一年三月頃の回診である。この日、日野原はリーダー看護師の高野にこんな質問をした。「患者さんにどう対応しているの」。高野が痛み止めの投与の具体的内容などを答えると、日野原は「それは医師の指示でしょ。看護師としてあなたは何をしているの？」とさらに聞いてきた。

　高野は改めて、看護とは患者の入院生活の環境を整えること、患者が信仰など大切にしていることや家族との関係を知り、一人ひとりの患者に寄り添っていくことだと気づかされたのだった。

## 緩和ケア病棟の一日

緩和ケア病棟に異動した高野は、直接、日々入院患者を受け持つ勤務についた。九階のときと変わらない。しかしこの病棟に入っている人たちは間違いなく「死」を間近にしている。一〇階西病棟（緩和ケア）は末期がんか、それに近い重症の人々ばかりである。最近では緩和ケア病棟から全面サポート付き（ヘルパーや訪問医師、訪問看護師などのバックアップ体制を整えてから）を条件に帰宅できる人も出てきたが、当時は病棟で最期を迎える人が圧倒的に多かった。いや全員といってもいい。そんな人たちに寄り添う看護師は医師よりも常に間近にいるだけに、全神経を集中させて向き合わなければならない。二四時間対応だから緊張の連続が限りなく続く。

看護師は毎朝、それぞれ担当の病室をノックしてから入る。

病人たちはベッドの上で起き上がっていたり、横になったままだったり、ベッドから出てソファに座り込んでいる場合もある。それぞれの姿勢が、そのときその人の一番いい状態か、逆に悪い状態なのか。〇〇さん、とまず声をかける。それにどう反応が返ってくるか。待っていましたと、急いで何かを訴える人。黙ったままの人、手を握ってくれと両手を差し出す人。さまざまである。できるだけその人に応じた対応をしたい。看護学で学んだものは基本の基に過ぎない。ほとんどの看護師はその瞬間に気づく。机上の学問は無視できないが、全面的にその通りでもない。

多い日には、三人四人が亡くなる日もある。

そんなとき病室には、それぞれの親族が遺族となって次々押し寄せてくる。

彼らにとって肉親の死は非日常な出来事である。誰もがいま亡くなったばかりの遺体に取りすがる。呼んでも叫んでも戻ってはこない。だが冷静ではいられない。幾つもの病室で同じようなことが重なると、ナースステーションを取り囲む廊下は人であふれる。おとなたちから取り残された子どもたちが、思い思いに廊下を走り回る。手の空いている看護師は子どもたちを抱きかかえ、素早くどこの病室か探し出して子どもを家族に引き渡す。

平成二〇(二〇〇八)年四月一日付で高野の先輩の伊藤祐子が副看護師長に昇進した。三年上で考え方や看護手法では違いもあるが信頼できる人である。当時の看護師長、玉橋容子は「聖路加はブランドのように言われているが、それを良い方に解釈して、私たち看護師も患者さんに対して一流なのだ、最高の対応や技術、心で接しているという自信を持って頑張りましょう」と日頃から言っていた。そうか、ブランドをそう解釈すればいいのか。

その二年後四月、高野も副看護師長に昇格した。玉橋看護師長が副看護師長を二人制にしたのである。伊藤は「高野さんよろしく。これからは同じ立場だから何でも気が付くことがあればズバズバ言ってね」と握手を求めた。先輩だが伊藤には知り合った頃から親近感を抱いている。親友といってもいいぐらい何でも話し合える間柄である。伊藤は基本的に入院患者に対して「公平」に接したいという考えだ。風呂は三日に一度なら患者全員にそうする。高野は風呂の好きな人と嫌いな人がいるなら、そこは分けて対応してもいいと思う。微妙なところで意見が違うことはしばしばある。そんなときは徹底的に話し合う。話し合って納得のいく結論を出す。どちらかが少し譲ることもある。だが一旦出した結論にはすべてそれに従うことにしている。

その半年後、伊藤は緩和ケア専門看護師資格を取るため、半年間休職した。翌年春に復職するのだが、そのとき同時に高野が看護師長に昇格した。伊藤は高野の下につく形になったが、高野は以前と同じように伊藤に接し、ことあるごとに彼女の考えを聞いた。考えが違えば以前と同じように話し合い、最終的には高野が決め、伊藤もそれに従った。

高野は一人ひとりの患者と直接接することはなくなったが、今度はどの病室にどんな看護師を担当にするかを決める立場である。病人の置かれている状況をカルテを見たり、ときには医師に相談してから受け持ち看護師を決めることもある。昼は各室に配置できるが夜は原則三人で全病室をカバーしなければならないので、このあたりも配慮する必要がある。副看護師長になった頃から自分より若い看護師のことが少しずつ分かるようになってきた。所作。患者への言葉遣い。立ち居振る舞い。特に観察するわけではないが、第一印象が変わることは滅多にない。初めて入院してきた人の病室には必ず挨拶して回る。そこで気がついたことがあれば、担当看護師に伝える。看護師たちの病棟日誌にはことさら入念に目を通す。この人はこの病棟に合わないというような人はほとんどいないが、万一そういう人がいたとしても、そんな人たちは自分から辞めていくケースが多い。聖路加国際病院でも年間二割を超える医師や看護師が辞めていくと、かつて井部俊子看護部長(後の聖路加看護大学学長)が嘆いた時期があったが、それは現在でもそれほど変わっていない。どんな企業でも退職理由の多くは人間関係だと専門家たちは分析している。高野の役割の第一は入院している人々に満足して過ごしてもらうことにある。医師もそうだが、特に看護師は二四時間直に接しているからなおさらである。

高野は看護師になりたての頃、病院近くの1DKの賃貸マンションから通勤していた。その後、向いに新築マンションが建って日照時間が少なくなったので、別のところに引っ越した。今の晴海のマンションは三つ目である。約五〇〇〇万円の新築だが頭金の半分は貯金から、半分は秋田の父親が出してくれた。今後二〇年以上続くローンは毎月約六万円である。健康に気をつけて働かなければならない。新しいマンションは一五階建ての一三階東側なので、眺望がいい。天気の良い日は朝早く目が覚める。バルコニーに出る。朝陽が昇っていて、まぶしいぐらいである。

冬は起き出すのが六時半頃になるが、それ以外の季節だと五時前後には目が覚める。マンションは2LDK・七〇平方メートルである。充分すぎる。平日は朝起きると、洗濯、シャワーなどして身支度を整え、朝食はトマトジュース、味玉(ゆで卵をツユにつけたもの)か、かけ蕎麦。気が向くと玄米ご飯に簡単なおかず(前夜の残り物など)でゆっくり味わう。午前七時二〇分に自転車で病院に向かう。その日の様子でお弁当を持参するときもある。天気がいい日は隅田川も清々《すがすが》しく見える。自転車で約二〇分。四〇分過ぎには病院に着く(雨の日はバスである)。着替えて七時五〇分には病棟に到着して、前夜から何か変わったことはなかったかどうか当直責任者から聞く。変化がなければ、メールチェックやその日の業務の確認を行う。

午前九時から医師とカンファレンス(患者さんの状態を医師に伝え、医師の方針の確認など)。さらに各病室の受け持ち看護師から報告を聞く。薬剤の確認もある。それらを終えて一二時三〇分からお昼の休憩である。その間もメールなどでさまざまな用件が入ってくる。

午後一時三〇分から後半の業務開始。気になっている病室を回る。一つの病室で長引くこともあるが、その際、どんな場合でも、課題や問題点があれば担当看護師と共有する。午後四時半に午後の業務が終わる。そのあと、各種委員会や事例検討会、勉強会などがあるが、たいていは一時間程度で終わる。

午後六時半頃、病院を出る。隅田川の夕暮れや晴海の夜景に癒されながら自転車で家路につく。近くのスーパーで買い物をして帰るときもある。マンションに着くとカーテンをすべて開け放ち、気候の良いときだと、部屋の空気を入れ替える。気分が一新する。そのあと夕食である。焼き魚は買ったものでなく自分で焼く。刺身のときもある。これに自家製野菜サラダ。納豆とろろ掛け。たまには一人鍋もやる。焼酎のお湯割りか水割り。その日の気分で赤ワインも飲む。独りなので誰に遠慮もいらない。好きなようにリラックスして、テレビのニュースを見ながらのときもあれば、夕刊を広げてのときもある。週休二日制なので、土曜と日曜日は原則として休みだが、休日の過ごし方はそのときによって違う。

『ガン病棟の九十九日』

緩和ケア病棟のエレベーターホール前は広い窓に面して長椅子やテーブルなどが備えつけられたロビーになっており、ここで見舞い客も患者も寛ぐことができる。図書コーナーの本棚には寄贈本や誰かが読み終えた本が並べられていて自由に閲覧できる。高野が着任してしばらくした頃、このコーナーで気になるタイトルの本を見つけた。神吉医師が亡くなってショックを受けていた頃である。

児玉隆也『ガン病棟の九十九日』(新潮社)。一九七四(昭和四九)年一二月一六日から死の一週間前の翌年五月一六日まで、児玉が断片的に闘病の経緯を記していたノートと手帳の記録を日記体にしてまとめたものである。

著者の児玉隆也という人がどんな人かまったく知らなかったが、ガンという文字に引きつけられて手にした。発行は昭和五〇年九月一〇日、高野が生まれる三年前である。三八歳の若さで「死」に直面した人の衝動が語り尽くされている。夫人の闘病記も併せて載っている。高野は亡くなったときの児玉と三歳しか違わない。

築地のがんセンターに入院した児玉は、最初に外来患者用便所の落書き「神様、私の癌を治してください」「先生、早く薬を発見してください」を見つけ、胸を衝かれる。入院のとき、「(案内されたのは)二人部屋で、誰も寝ていない部屋だった。(中略)シーツだけが糊がきいていて、たった今取り替えたばかりのようだった。私は、不意に、〈このベッドに寝ていた人は、死んだ〉と思った。(中略)あとになって、やっぱり私の根拠のない確信は当っていた」。看護婦がやってきていろいろ聞いたあと「信仰はおもちですか」と聞く。このまだ娘っぽい看護婦の口から発せられるには重大すぎる。「その瞬間、私の中のあらゆる神経の中から、猜疑心だけが、ものすごい勢いで噴出した」「「あの部屋の人、退院したの?」「ウン、退院」「近く? 遠く?」「遠く」「そう。(略)「今月、これで三人めだよね」「いや、もっと多いさ。あの部屋だけで四人はいるよ」」

児玉は内科、外科と次々回って、あらゆる治療を受ける。いや敢えていえば受けさせられる。化学療法、放射線治療などだ。その頃児玉は「どんなに早く発見して、どんなにいろいろな治療を試みても、五年後にはどうしたって死んでしまうというようなガンもあります」という平山雄・国立がんセンター研究所疫学部長の発言の載った雑誌を探し出す。読むのじゃなかった。

「私はこんなにはっきりと死を断定されたのははじめてなので、困った、困った、こわい、こわい、と思った。五年後にはもうこの世にいないのだとはっきりしているのなら、いまのうちにしておかなければならないことがたくさんある。まず妻子の生活だ」

外科では手術はできなかったがＢＡＩ（栄養動脈から薬剤を注入して患部に薬を分布する治療法）を施され、ＢＡＩが効いたなどと言われる。内科、外科でやれるだけのことをやって、ともかく退院。あとは通院による治療である。

昭和五九年五月、少し様子がおかしいという児玉をとにかく入院させようということになったが、ベッドに空きがない。そこで紹介された古川橋病院に仮入院させることになった。同病院では、食べ物を全く摂っていないので点滴で眠らせましょう、ということになった。以下は夫人の手記である。

夫も、眠れさえすればよくなると信じていたようで、注射を打ってもらいたがった。眠らせて下さい、泥のように眠らせて下さいと言った。あとになってその言葉がいつまでも耳に残った。

(中略)点滴をされると苦しいらしく、もっと早くとか遅くとか注文をつけすぎた。先生も看護婦さんも、それにあきれてあまり来てくれなくなってしまった。

(中略)そのうちに、私は家のことが心配になり始めた。今日明日という重病人でもないという判断もあって、長い看護婦の経験がある兄嫁が来てくれたので、ひとまず家に戻ることにした。(中略)

子供を母に預け、昼から食事もしないのを思い出し軽い食事をし、母と少しおしゃべりをして、古川橋病院に着いた……その直前に夫は息を引きとっていた。

シャーベットが食べたいというので買ってくると、おいしいおいしいと言って食べたらしい。私がいないので、何処に行ったとさかんに気にし、

「死ぬのかな」

と心細気に呟いた。

苦しさのあまり、起き上がり、背中をさすってくれと頼んだ。その時来ていた私の弟に(中略)倒れかかった。慌てて先生が心臓のマッサージをしたが、すでに瞳孔は開いてしまった。私が病室に入ったのは、そのときだった。

夫の死顔は穏やかだった。

苦しみの表情もなく、ふつうに寝ているようだった。顔に手を触れると暖かい。

どうしても信じられなかった。しかしともかく死んじゃったんだわ、死んじゃったんだわと自分を納得させようとした。

部屋に夫と私だけが残された。なにか叫べば聞こえるのではないか、眼を醒《さ》ましてくれるのではないか。私は夫の耳元で叫んだ。どうして、こんなに早く死んじゃったの。あなた。あなた。あなた！

（中略）無我夢中で、義姉にもらったお経を二回も繰り返し唱えた。そのうちに少し落ち着いてきた。

夫の直接の死因は心タンポナーデ。それまで一度も聞いたことのない病名だった。心膜に転移したところから出血し心臓を圧迫したために、心臓の動きに異常をきたすことになった。そういうことだったらしい。タンポナーデが〝詰る状態〟のことを指す言葉だということは、あとで週刊誌で知ったほどだ。

高野は、『ガン病棟の九十九日』を何度か読み返して人の生命（いのち）とは何かと考え込む。三八歳の、幼子を抱えた児玉はまだまだ生きたかったろうし、作家としての仕事はこれからであったろう。しかしこれを読む限り、がんセンターの医師たちがやったことは「どんなガンなのか」「どんな治療法があるのか」を、言葉は悪いけれど試しているだけに過ぎないのではないか。そう思える。当時と違って、治るがんが出現した。

それでも完治は難しい。その一方で膵臓がんのように治癒率が限りなくゼロパーセントに近いがんもある。山中伸弥京大教授がノーベル賞を受賞して以来、医学の進歩に期待する声は高まってきた。それでも山中教授も親しかったラグビーの平尾誠二のように五〇歳そこそこでこの世を去る人もいる。生と死を分けるものはどこにあるのか。

看護師になりたての頃、いや卒業論文を書くときから「死の淵」にいる人たちに積極的に出会い、そこから何かを得てきた。いや学ばせてもらった。五年一〇年、そして一五年が過ぎた。ある日、ベッドでお別れする人たちから、私は何を学び、何を得たのだろうか。高野は一日一日を無駄にしたくないと思いながら、一方でただ虚しく日々が過ぎているようにも思う。

## 美術家・谷川侑子との出会い

緩和ケア病棟に入って来た谷川侑子と高野が初めて出会ったのは、平成三〇(二〇一八)年一〇月二四日、侑子の二度目の入院当日である。

その三日前の日曜日午後、緩和ケア・ナースステーションの直通にかかってきた電話にたまたま高野が出た。その日は出番であった。落ち着いた女性の声で「痛みがきついので入院させていただきたいのです」と告げ、緩和ケア外来に通っている谷川侑子と名乗った。

侑子は白髪の背の高い女性である。一九四七(昭和二二)年七月一七日生まれの七〇歳だが、その年齢には見えない。後にヨーロッパに長い留学経験のある美術家と分かる。雰囲気のある独特な女性であった。以来、侑子が亡くなる翌年四月二五日まで六カ月、約一八〇日間の付き合いがこの日から始まった。

侑子がT病院で膵臓がんのステージ4と宣告されたのは、約八カ月前の二月一六日である。

前年の秋頃から何となく体調がすぐれず、自宅のある文京区本郷壱岐《いき》坂のマンションから離れているが、通院歴のあるT病院で診察を受けた。その結果、一月八日から検査入院となる。内科と外科の検査は予定より長引き、この日、結果を聞くことになっていた。夕刻五時、病室にやって来た小山外科部長はベッドサイドの長椅子に座っている六十代の女性の方をチラッと見た。

「従妹の秋元佳代です」

侑子はベッドの上からそう紹介した。

浅草に住む亡父の妹の子である。侑子には二人の姉がいるが歳が離れているので、佳代は親友のような妹のような存在である。代々続く家具職人の家に生まれた佳代は、ズバッと本音を吐くが、心根のやさしい涙もろい性格である。女子大を出たあと百貨店に入り、定年まで勤め、その後も何年間か嘱託で残った。

小山医師は手にさげてきた黒板のような大きなボード板を小机の上に乗せ、おもむろに絵を描き始めた。膵臓を描いているらしい。

「がんの範囲はそれほど大きくはないのですが、血管のすぐ下なので手術は難しいのです。これから抗がん剤治療に入りましょう。膵臓の抗がん剤治療は飲み薬、注射など三種類しかなく、これは全国どこの病院でも共有されています。このうちのどれかが効くとがんが縮小される可能性があります」

小山医師は穏やかな表情で静かに説明を続けた。

「抗がん剤治療はいつから始めるのですか」

従妹が聞いた。侑子はショックを隠せない。膵臓がん。がんの中でも最も難しいがんと聞いたことがある。よりにもよってそんながんと、自分が診断されたのだ。

「膵臓がんも新しい治療法が開発されつつあります。やれることはすべてやってみましょう。来週からでも如何ですか。まず飲み薬からスタートしましょう」

小山医師は世間話のように淡々と説明する。だがこの最初の飲み薬を三日ほど服用しただけで両手が黒ずみ始める。侑子はショックだった。えっまだ三日しか飲んでないのにこんなふうに変色するのか。やだ、やだ、やだ。

マンションは二画区分所有していて階上の部屋でクラス別に三〇人近い人に教えてい

る。「アトリエ・ハルモネン」(ハルモネンはデンマーク語で三日月の意味)という。芝浦の1DKのマンションに作品類や材料を保管してある。ここにも定期的に行って整理しなければならない。髪の毛より細い糸と二四色、いやもっと多い複雑な色彩を使い分けて組み込んでいく北欧独特の美術作品である。ボビンレースよりももっとクラシックな、古典的なレースだ。布地に何色もの糸を絡ませていく。しかし今、両手が変色してきたのではこの仕事は続けられない。両の手は何よりも大切な、侑子にとっては命と同じくらい必要なものである。

飲み薬は直ちにやめた。

小山医師は次に注射による治療を提案してきた。これも断る。医師は決して強要しない。しばらく様子を見ましょうか。血液検査の数値は上がっていないし。侑子は迷った末に、思い切って言葉に出した。

「先生、セカンドオピニオンとして聖路加病院を紹介して下さいませんか」

「なぜ聖路加なのですか? がんのセカンドオピニオンというのなら、がんセンターか有明病院という人がほとんどなのに」

「先生、手術はできないし、飲み薬を少し服用しただけでこんな副作用が出るのなら、あとは緩和ケアしかないのじゃありませんか。緩和ケアのある聖路加で一度診てもらいたいのです」

侑子は以前、知人から借りた本を読んでいて聖路加に緩和ケアがあることを知っていた。大塚から有明に移ったがん研有明病院にも緩和ケア病棟があると聞いたように思う。緩和ケアは痛みを取ることだけに対応するらしい。有明より聖路加の方が近いし、教室のメンバーの何人かは聖路加で定期健診を受けている。

「保険適用の三種類の治療の他にも方法がありますから、いきなり緩和ケアに行くよりはもう少し治療に専念した方がよいと思いますが」

「もちろんそのつもりですが、一度緩和ケアの話も聞いてみたいのです」

小山医師は分かったとばかりにあっさり頷くと、さっそく紹介状を書いてくれた。

三月に入ってすぐ、侑子は従妹の佳代と築地の聖路加国際病院に向かった。

T病院も大きな病院だが、聖路加はさらに一回り大きく、院内は診察を受けに来た人や見舞客であふれていた。セカンドオピニオンの書類提出は一階の受付横の小さな個室で行われ、先客はひとりだけだった。T病院からの紹介状や病歴証明書を持参して、佳代と入るとすぐに呼ばれた。

その日偶然そこにいたのが、「石松」と名札を付けた温厚そうな表情の白髪の医師である。医師は、侑子の書類をすぐ取り次いでくれた。

「石松キリスト」。いつか聖路加の本で読んだ記憶がある。髪の毛を真ん中から分けたその人こそ石松伸一救急部長ではなかったか。救急部長を兼務している副院長の石松は、実は一〇階の緩和ケア病棟にもしばしば顔をみせ、やがて入院してくる侑子とも親しくなるのだが、それは後の話である。

同年三月五日、侑子は聖路加国際病院内科高木浩一医師の診察を受ける。

CT検査も当然あった。診断はT病院と同じく膵臓がんのステージ4である。この結果、侑子は月に二回、聖路加国際病院緩和ケア外来の診察を受け、同時に月一回、T病院小山医師にも診てもらうことになった。

三月九日。この日が侑子の初めての聖路加国際病院緩和ケアの外来診察日である。午前一〇時半の診察だったのでその一五分前に従妹が付き添ってくれて病院に到着、一階中央の受付に行くと、緩和ケアの外来は一〇階ではなく二階の廊下を渡ってチャペルのさらに奥といわれた。二階廊下を渡った辺りから石畳の建物になり何だか雰囲気が変わってくる。

「へえ、こんなところなの」

侑子がつぶやくと佳代も不安そうな表情である。

三月九日はまだ冬の気配のさなかで、聖路加病院もこのあたりまで来ると、もの寂しく、侑子は佳代と思わず顔を見合わせた。しばらく待たされてから、付き添いの方もどうぞと名前を呼ばれ、侑子と佳代は一緒に診察室に入っていった。

夕方、本郷壱岐坂のマンションに辿りついて何気なく空を見上げる。

侑子の住む近くの高層マンションに九〇歳になる作家、加賀乙彦が独り暮らしをしているはずである。たしか一〇年近く前に夫人に先立たれている。もう大昔のことだが、加賀が上智大学教授だった頃、講義を聴いたことがある。侑子は別の大学であったが、高校時代の友人が上智大学文学部に通っていたので、頼んで加賀先生の講義に潜り込ませてもらった。講義の内容は覚えていない。だが「生と死」について語られたように記憶している。名古屋の陸軍幼年学校時代の話もされた。教授の経歴や作品にその頃から関心があった。この人も平坦ではない人生を過ごしてきたのだ、と振り返る。

東大医学部を出て、なぜ東京拘置所の医師になったのか。その頃のことはいろいろな作品に書かれている。来る日も来る日も死刑囚と向き合い、交わされた会話はきっと深いものがあったに違いない。八七年にカトリックの洗礼を受けている。時期的にはむしろ遅いように思う。そのきっかけは何だったのか。侑子は今、死刑囚と同じ立場に立たされている。つい先日、膵臓がん末期の「死刑判決」を受けたばかりである。東京拘置所には現在も一〇〇人を超す死刑確定囚がいるという。いつ刑が執行されるかわからない。心定まらない日々を送る彼らと自分と、どこが違うのか。同じではないか。加賀は死刑には反対の立場である。

先生、一度会って話を聞いて下さいますか。侑子は本郷の空に向かって、無言で呼びかける。エレベーターで行き合う隣人がまるで知らない人に見える。膵臓がん宣告前と後とではすべてが違うのである。

「おばちゃん、がんを宣告されちゃった」

三月一三日火曜日の午後、侑子は甥の上杉治を壱岐坂の自宅に招いた。

治は四五歳。大学職員で同じ文京区の白山に住んでいる。治は下の姉、上杉啓子の長男。治の妻の敦子は、別の音楽関係の大学職員をしている。彼らの一人息子・祐平は野球少年で、四月から都内の高校一年生になる。独身で子どものいない侑子は治一家が可愛くてならない。

敦子の実家は青森のリンゴ農家である。親を説得して東京の音大ピアノ科に進んだ。敦子は子供の頃からピアニストになるのが夢だった。鍵盤に血が滲むような毎日でもプロの道へは容易に進めない。それでも大学に残って演奏課の職員になることができた。今は学生を支える立場である。治とは大学の職員同士の集まりで知り合った。

治くん。侑子おばちゃん、がんを宣告されちゃった。

侑子は治がソファに座るなりそう言った。他人事のように冷静であった。

治は侑子とこの日も来ている佳代の顔を交互に見て、えっという表情をする。誰だっていきなりがんなんて言われるとドキッとする。まして侑子叔母は日頃から冗談を言うような人ではない。饒舌な佳代も黙ったまま何も言わない。治は一八〇センチを越える大男だが気がやさしく、すぐ涙ぐむようなところがある。母親似である。

　侑子は大学卒業後、半官半民の石油公団に三年勤めたあと、ロンドン郊外の大学に留学。その後、デンマークの美術工芸大学で黙々と手工芸を学んだ。温和だが、テコでも動じない頑固な一面も持ち合わせている。半官半民の石油公団をなぜ辞めて留学したのか。身近な友人も近親者も知らない。

　父親は国鉄の技術職員であった。碓氷峠の急勾配を登り降りするアプト式工事にも関わった技術者で、終戦直前に満鉄に長期出張した。長女が昭和一二年二月、次女が同一四年四月、三女の侑子だけが戦後二二年七月の生まれで、姉たちとは一〇歳近く離れている。父は終戦後、帰国して東京鉄道管理局勤務となったが、単身赴任で東京に住み、家族は母の実家がある軽井沢で暮らした。東京・本郷に家族が移り住んだのは侑子が中学生になってからである。軽井沢時代、従妹の佳代も東京・浅草から独り谷川家に来て、二年間一緒に生活した。父は月に一度くらい帰ってきたが前もっての連絡はなく、夕方軽井沢に着く列車の汽笛が鳴ってしばらくしても姿が現れないと、その日は帰宅しないというのが習わしであった。電話もない時代である。三人姉妹はいつも父の帰りを待っていた。三人に持ち帰るお土産が待ち遠しかったといってもいい。長女は文学少女でひとり少女雑誌などを読み耽っていたが、下の二人はいつも狭い家の中で鬼ごっこをしてふざけ合っていた。トイレで並んでオシッコをしたこともある。

治くん。ここに郵便貯金の死亡時に一〇〇万円下りる保険証書があるの。これを渡しておくから、私が死んだらこれでお葬式をしてくれる。質素な葬式でいいの。これだけあれば充分できると思う。治にしかこんなこと頼めないから。ええ？　侑子おばちゃんいま何と言った。がんて、本当なの。どんながんなの？　それがね、膵臓がんなの。三年生存率が限りなくゼロに近いのだって。どこの病院で診てもらったの。T病院よ。大学の健康診断もあそこだったし。まあかかりつけみたいな病院よ。がん専門の病院でもう一度診てもらった方がいいんじゃない。同じことよ。がんの位置は血管のすぐ下なので手術ができないらしいのよ。それでね、佳代ちゃんにも立ち会ってもらって診断結果を聞いたの。侑子はその後、T病院に紹介状を書いてもらい、聖路加病院の緩和ケア外来に通い始めたいきさつと、いずれ緩和ケア病棟に入院することになるまでを淡々と話した。

三月二一日の春分の日、下の姉の上杉啓子に自宅マンションに来てもらった。啓子は短大を出たあとOLを二年ほどやってお見合いで税務署勤務の上杉洋二と結婚して専業主婦になった。治、祥子、二人の子どもの四人家族は平凡で穏やかな生活を送っていたが、洋二が五三歳のとき胃がんになり、あっという間に亡くなった。O税務署副所長のときだった。がんに伴う痛みは年齢が若いだけに激しく、意識も朦朧として啓子も高校生の治と中学生の祥子も辛い思いをした。侑子も何度か見舞いに行ったが、最後は声もかけられないような状態であった。

春分の日は朝から強い雨が降っていて、東京は気温五度という極寒であった。雨でなかったら、二人で大井のお寺に眠る両親のお墓参りをすることになっていたが、この雨と寒さではその気になれなかった。本郷の行きつけの鰻屋から鰻重を二つ取り寄せて、形だけ仏壇に手を合わせ、ダイニングルームで向き合う。啓子はすでに息子の治から何もかも聞いている様子だった。暗い表情に出ている。治から聞いたでしょ。だけど何もかも信じられないよ。日頃、うるさいぐらいな姉はじっとうつむいて鰻重の蓋も開けずにこちらを窺っている。治に話した通りだよ。侑子、T病院の診断がすべてではないよ。いやすべてだよ。啓子は二人の子どもが成人してから住まいを田無(西東京市)から千駄ヶ谷の1LDKのマンションに移していた。本郷壱岐坂まで電車を乗り換えても三〇分少しで着く。侑子と啓子、姉妹の仲はより親密になっていった。おしゃべりでお人好しである。

一一階の侑子の部屋からすぐ下に東京ドームが見える。今日は雨で霞んでいる。こんな日でも小さな虫のように人々が蠢《うごめ》いている。あの人たちはみんな元気なのだろうか。病気の人はいないのか。膵臓がんの治療方法が三つあるというのなら、次々試してみるべきだよ。最初の飲み薬を三日ほど飲んだだけで両手が黒ずんできたのよ。注射とかもう一つはどんな方法か知らないけどダメだよ。最初の薬でつまずくようじゃ。あと保険適用外で放射線とかまだあるらしいけど、どれも一〇〇〇万円とか二〇〇〇万円。もっと高い治療もあるらしいけど、それでがんが消えるのかというと、七人に一人とか、それも完治ではなく寛解状態。つまり少し良くなったという程度らしいのよ。完全にがんが消えてしまうというのなら、マンション叩き売ってでも治療したいけど——。でも週刊誌やテレビでがんが治った奇跡の手法なんてよく載っているじゃない？　そんなの当てにならない。いずれにしても膵臓がんは最悪のがんらしいのよ。なんでそんながんになったのかねえ。もういいよ。今さら言ってもどうにもならないよ。それより冷めちゃうから鰻、食べましょう。あなたよく鰻食べられるわね。啓子は重箱の蓋をあけながら侑子の顔を覗き込む。痛いというか、不快感は常にあるわよ。だけど食欲がまったくないわけでもないのよ。食べられるうちは食べておきたい。これからどうなるの。月に二回、聖路加の緩和ケア外来で診てもらい、痛み止めの薬を貰い、月に一度はT病院の小山先生の診察を受ける。ときどきCT検査もする。それがいつまで続くの。多分、少しずつ痛みが強くなって、そのうち緩和ケア病棟に入院かなあ。侑子、あんたよくそんな他人事みたいなこと言って平気ね。だって仕方ないじゃん。だから多少とも元気なうちに行きたいところに行って、食べたいものも食べておこうと思うの。ねえ軽井沢に二泊ぐらいで行かない。通っていた小学校の辺りも歩いてみたいの。

梅雨に入った日曜日。侑子は佳代と一緒に横浜・桜木町のパシフィコホールに行った。

その日、横浜市立大学医学部による「膵臓がん治療はどこまで進んでいるか」というシンポジウムを聴きに行くためである。佳代が新聞でこのことを知り、事前に参加申し込みをしておいた。前から三列目の席で二人は開会から終了の夕方五時近くまで、休憩をはさんでずっと聴いたが、専門家ではない一患者の侑子には半分も理解できなかった。だがこの大学が何よりも膵臓がんに特化して研究を進めているらしい意欲と熱意は感じられた。しかし質問するにしても、専門的な用語ひとつ知らないようでは手を上げることもできなかった。

侑子は七月に入って、佳代と二人で箱根に二泊旅行をした。湯元から少し離れたところに昔、父が国鉄時代の仲間とよく行った八室だけの古い旅館がある。二日目は、評判の強羅花壇の「お昼」に行ってみた。佳代は飲める口なので、冷酒を頼むと木桶にかき氷を小山のように盛り、その真ん中に冷酒を入れた切子硝子の器が入っている。しゃれた出し方をするわねえ。切子のグラスが二つ添えられている。侑子さん。綺麗じゃない。一口飲んでみない。そうね。侑子も思わず口に含んでみる。冷たい。よく冷えている。わたし、本当にがんなの。侑子は思わず口に出してつぶやく。侑ちゃん。今はそんなこと忘れなさいよ。ここでは温泉と美味しいものを楽しめばいいんだよ。だが侑子の表情がときどき虚ろになるのを佳代は見逃さなかった。

「これで痛みさえなければ天国ね」

九月九日の日曜日。この日も午前中から佳代は壱岐坂に来ていた。家具職人の道を継がなかった佳代の弟は、理科大を出てＮＥＣに入った後、二子玉川の楽天本社に転職している。どんな仕事をしているのか、聞いたこともない。最近では九〇歳を超えた母を家から比較的近い老人ホームに入れるときに会った以外は音信不通で、住所も聞いていない。男のきょうだいなんてそんなものよ。侑子は谷川家が女ばかりでよかったと一瞬思う。だがときにはそれも煩わしいのだ。お天気もいいし、神田にでも出てお蕎麦でも食べようかと立ち上がったとき、不意に襲って来る、差し込むような痛みに思わず声をあげる。侑子、救急車だ。佳代が慌てて立ち上がる。待ってよ。侑子はソファに俯いたままじっと耐えている。救急車呼ぶと、近所中に知れ渡ってしまうよ。仕方ないじゃないか。急病なのだから。下まで降りよう。下でタクシーを拾ってよ。降りられるかい。エレベーターだからすぐだよ。侑子は手早く着かえ、佳代が抱えるようにしてマンションの下に出た。通りかかったタクシーに「聖路加病院まで」叫ぶように佳代が告げる。日曜日の午後は東京ドームを離れると道は空いている。膵臓がんを宣告されたのは二月一六日。あれから七カ月になる。半年は過ぎている。余命一年、と具体的に言われたわけではない。できるだけの治療はやってみましょう。その結果二年でも三年でも、いやもっと生きて普通の生活をしている人もいます。小山医師は侑子の顔を覗き込むようにして言った。先生、それは例外でしょ。本当は一年以内に死んでいくのでしょ。セカンドオピニオンで診てもらった聖路加の先生は「緩和ケアでは治療はしません。緩和です。もっぱら痛みを取り除くのです」とあくまで冷静であった。事務的と言ってもいい。それは初めからわかっていたことだ。治療しないのなら、いずれは死ぬということだろう。侑子、落ち着きなさいよ。佳代がタクシーの座席で腕を取る。大丈夫だよ。侑子は怒ったように表情を硬くする。タクシーは間もなく築地の聖路加国際病院救急入口に着いた。日曜日の救急受付には救急車やタクシーが次々やって来て、人で溢れている。受付を済ますまで三〇分かかり、診察室に入れたのはさらに一時間以上経ってからであった。

侑子は緩和ケアの外来患者とすぐわかったので、その場で簡単な診察を受け、そのまま入院となった。医師から痛み止めの薬の使い方や新たに貼り薬を使用するとの説明があり、強い痛みは収まっていった。看護師から貼り薬の使用方法や飲み薬の時間調整などの具体的な説明があり、一三日にひとまず退院となった。しかし予断は許されないので、緩和ケア・ナースステーションの直通電話を教えられ、緊急時はすぐ連絡するよう指示された。

退院から七日後の九月二〇日、侑子は佳代と共に品川区大井の来迎院に向かった。ここには両親や谷川家の先祖が眠っている墓地がある。家を継いだ形の侑子もいずれは土となってここに入る。品川歴史館の近くにある来迎院は九六九年創建、天台宗の一〇〇〇年以上続く由緒ある寺院である。父のときは母が、母のときは侑子が喪主となって葬式をした。自分のときは治に喪主を務めてもらいたい。もうそれほど先ではないような気がする。大井町駅近くのスーパーで買った花は意外に種類が豊富でお墓に持って行くにしては華やかなものを選んだ。谷川家代々の墓の目前で一心に祈りを捧げる侑子を見ながら、佳代は、「あとどれぐらい」と、つい思ってしまう。毎日のように傍にいることはできても何も手を差し伸べることはできない。言葉のなぐさめなどかえって心を傷つけるときもある。黙って見守るしかない。お寺の境内は意外に広く、この日は人の気配もない。もの静かであった。

そんな日が続いた後の一〇月二一日日曜日の午後、侑子にまた抉るような痛みが襲ってきた。なんとか耐えながら、聖路加国際病院緩和ケア病棟直通に電話をかける。受話器を取ったのが看護師長の高野真優子であった。その日出番であった。九月入院時の侑子のカルテを出して、それを見ながら侑子とやり取りする。いま持っている薬の名前と貼り薬があるかどうかを聞きながら、病室の空き状況を確認する。貼り薬で痛みがとりあえず治まるようなら週明け水曜日に入院してほしい、その日なら空室を一つ準備できる、今すぐなら別の階に仮入院となります。そんなやりとりのあと、水曜日のお昼前に侑子は佳代に付き添われて入院して来た。高野は自分が緩和ケア病棟の看護師長であること、この病棟には四人の医師、二四人の看護師がいること、部屋は一室を除いてすべて個室でバス、トイレもついていること、担当看護師を決めるが、夜間は三人の看護師で全体を見ることなど順を追って説明した。

この日の夕方、高野は時間を作って侑子の部屋を訪ねた。佳代はすでに帰った後だったが、一対一の方が何でも話しやすい。緩和ケアへの入院は一週間前後の人が多いが長くなる人は三カ月、一年という例もないわけではない。侑子の場合、長期になる可能性もある。できれば打ち解けていろんなことを話し合っておきたい。高野はまず自らあと少しで四一歳になることや、これまでの経歴と看護師になるときから緩和ケア病棟を希望していたことなどを自己紹介した。侑子はトランクの一つを開けて、自分の作ったという小さな額入りの作品を取り出して見せた。病室内はベッドの外に三、四人座れるソファと椅子、長椅子。窓も二カ所にあり、一つの窓からは隅田川もよく見える。とにかく広い。まるでホテルに泊まっているようね。これで痛みさえなければ天国ね。侑子は苦笑する。外国暮らしを経験した人が持つ特有の明快さと端的なもの言いは小気味いい。この人なら何でも隠さず言えるし、自分の意志も明確に伝えてくれるだろう。高野はほっとした。高野と入れ違いに副院長の石松が入って来た。セカンドオピニオンで聖路加を訪れたとき、医療連携室にたまたまいて取り次いでくれたのが石松であった。緩和ケアは石松の直接の担当ではないが、担当外の病棟もできるだけ回るようにしている。何か困ったことなどあれば何でもおっしゃって下さい。はい。今、看護師長さんといろいろお話ししました。何かあれば先ほどの方に申し上げればいいのですね。そうです。他に担当看護師もいますし、誰にでも構いません。副院長先生はこの病棟も回られるのですか。谷川さんは救急経由で入られましたから。これからもときどき伺います。窓の向こうの隅田川はすっかり暮れようとしていた。

翌日の夕方、甥の治と敦子夫妻が揃って見舞いに来た。一人息子の祐平は野球部の練習で来られなかったそうだ。高校もここから遠くないので一人でまた来るよ。祐平に会いたい。佳代おばちゃんから入院したって聞いたので、とりあえず二人で来たよ。何かいるものとかない？　交互に聞かれる。何もないよ。それにしても大きな病室だなあ。痛むの？　我慢できないほどじゃないけど、絶えず不快感はあるわねえ。下痢便秘も繰り返しているし。仕方ないねえ。こんな病気になったのだから。治も敦子も返す言葉がない。

一一月に入った最初の日曜日午後、見舞客のいない時間を見計らって、高野は侑子の病室を訪ねた。谷川さん、今、体調はいかがですか。ええ、今は安定しています。ちょっとお邪魔してもいいですか？　日曜日もお仕事ですか？　いいえ、今日はお休みです。先ほど用事で外出してその帰りです。谷川さん入院されて一〇日ぐらいになりますね。何か不便なこととかありますか。痛みさえなければ快適ですよ。侑子は、わざわざ休日に看護師長が来るからには何か格別の用件があるのかと、ふと不安になった。退院してもらいたいとか転院してほしいとか。病人は常に疑心暗鬼である。苗字じゃなく名前で呼んで下さい。苗字で呼ばれるとなぜかギクッとするのです。じゃ侑子さんと呼びますね。今日もしご気分が良かったら、今すぐでなくて後でいいのですが、こんな詩を、少し長いのですが読んでもらえないかなあと思って。高野は緩和ケア病棟に異動するとき、神吉和男医師から渡された「病気になったら」という長文の詩のコピーを差し出した。いま読んでもいい？　侑子は高野に視線を向ける。もちろん結構ですよ。侑子は高野の手を借りて、隅田川を俯瞰できる窓際の長椅子に移った。

病気になったら　必ず治ると信じよう
原因がわからず長引いたとしても
治療法がなく悪化したとしても
現代科学では治らないと言われたとしても
あきらめずに道をさがし続けよう
奇跡的に回復した人はいくらでもいる
できるかぎりのことをして　信じて待とう
またとないチャンスをもらったのだ
信じてまつよろこびを生きるチャンスを

たくさんあるフレーズを侑子は二度三度と読み返した。どのフレーズも心をとらえたが、いちばん響いたのは「必ず治ると信じよう」であった。「奇跡的に回復した人はいくらでもいる」である。高野さん。真優子さんと呼んでいい？　もちろんです。この詩は神吉先生が作られたの？　違います。コピーの上の部分、薄くなっていますが、晴佐《はれさ》久《く》昌英《まさひで》という神父さんが作られたものです。有名な人らしいのですが、私も知りませんでした。神吉先生は聖路加の先生だったの？　眼科の現役の先生でした。私が緩和ケアに移った年の一〇月、二〇〇四年一〇月二〇日に亡くなられています。おいくつだったの。知りませんが現役のお医者さんでしたから、六〇歳前後でしょうか。じゃ、私よりお若かった？　侑子は静かに涙を浮かべていた。いいものを読ませてもらったわ。真優子さん。あなたこの詩を今でも読むときある？　ときどきあります。読むというより、じっと眺めます。ほとんど覚えていますから。この病棟では毎日のように誰かが亡くなるの？　そうですね。昨日もお隣かその先のお部屋で親族らしき人たちが集まっていたわね。私、あとどのくらいで死ぬの？　誰にもわかりません。でもその詩にもありますね。あきらめずに道をさがし続けようと――。

教室を閉じる

侑子の病室一〇六八号室は病棟を入って左右に分かれた通路の左側をしばらく行ったところにある。侑子は気分がいいとき、朝食後この通路を二、三周ゆっくり歩いて回る。上品なグレーのガウンは背の高い一七一センチの侑子に似合っている。足が弱らないための散歩である。通路全体に手摺りがついているから、安心して歩ける。入口を出て広い談話室に行くこともある。前面は大きなガラス張りで解放感がある。姉や甥、甥のお嫁さんの敦っちゃんが来たとき、このロビーでおしゃべりをする。病状は一進一退というか、入院時と変わらない。いや本当は少しずつ悪くなっているはずである。下痢や便秘は相変わらず間隔をおいてやってくるが、それも薬で何とか調整する。痛みも不快な鈍痛を伴う。のけぞるようなときもある。

一二月に入って侑子は、佳代に付き添われて二度ほど外出した。教室の整理である。入院直後、お休みの通知は教室の全員四八人に出しているが、もう閉鎖を考えなければならない。一九八三(昭和五八)年三月にデンマークから帰国。向こうで作り続けてきた作品二五点を銀座の画廊で展示、個展を開いた(このときの作品やその後、製作された作品の中から二〇点あまりは侑子が亡くなる前に聖路加国際病院に寄贈されている。礼拝堂の祭壇のレースの敷物も侑子の手造りだ。代表作の「子供服」はデンマーク南部、ドイツとの国境近くのTønder《トゥナー》美術館に永久保存されている)。これが朝日新聞社会部のY記者の目に留り、数日後に朝日新聞家庭面で大きく個展と侑子の経歴を紹介。さらに教室開設のことまで書いてくれた。この反響は大きく、壱岐坂マンションの一二階(住居上階)で開いた教室には入室希望者が次々やってきた。作曲家の服部良一夫人、猪木正道・元京大教授夫人の二人もそうである。二人は亡くなるまで教室に籍を置いた。神戸、京都、名古屋、高崎と遠距離からの人も少なからずいた。定着率が高く、生徒の出入りは少ない。今年で三五年になる。そろそろ辞めどきである。教室の助手や友人にも入院は隠していたが、いつまでも隠し通せるものではない。閉鎖を考え、いざ教室に行ってみると、何から手をつけていいか迷うばかりだ。何色もの糸や布地。膨大な教材の一つひとつを眺めていて、侑子は突然声をあげて泣き伏した。三十余年のキャリアが崩れ去る瞬間である。

## バックアップ体制を整える

病院では医師も看護師長の高野も若い看護師たちも何も言わなかったが、緩和ケア以外の病棟では入院は例外を除いて二カ月がひとつの目途になっているらしい。一日五万円の入院費(個室料)も少なからず負担になる。一度退院したらもう二度と聖路加に戻れないのだろうか。家と病院を何度か行き来する人もいます。帰っていて何かあったら電話いただければすぐ対応します。高野が応じる。

そんなある日、非番で休日の増田真由美看護師が四歳になる娘のしをりを連れて病室に現れた。家でいつも侑子さんのことを話していたら、会いたいと言うものですから連れて来ました。しをりちゃんっていうお名前なの。可愛いいわね。侑子はベッドから立ち上がって母子を迎えた。私服の増田は看護師姿のときよりはるかに若く見えた。佳代も傍にいて、冷蔵庫から苺のショートケーキを出し、ポットから熱い紅茶を入れた。この病室の冷蔵庫にはいつもケーキやシュークリーム、クッキーなどが入っている。しをりの目は苺ケーキに釘づけになっている。侑子は後日、自宅のベッドサイドに置いてあるクマのぬいぐるみを佳代に持ってこさせた。手編みのチョッキを着せてある。大きなクマだ。それをしをりちゃんにあげようというのだ。増田は毎朝娘を家の近くの保育園に送ってから出勤してくる。クマのおばちゃんによろしく。しをりちゃんは毎朝、そう言うそうだ。高野が伝えてくれた。覚えてくれているのね。ありがとう。

侑子は年末三一日から(二〇一九年)一月三日まで外出の形で帰宅した。やはり自分の家は居心地がいい。正月明けに帰院した侑子は、退院準備担当の磯村真由子看護師に会った。初対面だがテキパキして感じがいい。病院に「帰宅準備」をサポートするセクションがあることなど知らなかったが、担当の専門看護師がいて、いろいろ相談に乗ってくれるということだった。磯村は退院するに先立って、まず居住地の区役所に介護申請をする必要がある、それをしなければヘルパー派遣などさまざまな在宅サービスは受けられないと説明した。二月一日、佳代が同道して文京区役所で介護申請をする。数日後に区役所の担当者が病院に来て侑子は面接を受ける。同一三日、区役所から「要介護

1」の判定が出た。がんの診断があっても寝たきり状態でない限り要支援2止まりが多い。侑子に要介護1が出たことによって、自宅に戻ったときのバックアップ体制がより手厚くなる。

三月七日、磯村の要請で帰宅後の侑子を担当する地域のケアマネージャー兼看護師が来院。四月の退院に向けて、久保衣里奈《いりな》医師、文京区の訪問医師、ケアマネ、磯村、侑子担当の増田看護師、侑子本人、佳代の七人が集まってカンファレンスが行われた。帰宅後は当分、ヘルパーは午前と夕方の一日二回、宮沢ケアマネは毎日午後一回、木田訪問医師は三日に一回訪問の万全体制をとることになった。ここまでやると費用は介護保険の範囲を大幅に超える。その分は自己負担であるがそれでも構わない。さらにセコムの緊急通報装置も付けてもらった。ペンダントのようなものを首からぶらさげ、二四時間、何かあったらペンダントのブザーを押すと文京地区のセコム支部から警護員がマンションの部屋まで駆けつけてくれるシステムだ。警備員はその場の状況に応じて救急車か医師を呼ぶなどの対応をしてくれる契約である。多い人数で長い時間のカンファレンスで疲れたのか、その翌日、侑子は高熱を出した。血液検査でアンモニアも検出、慢性的な痛みも絶えず襲って来る。閉塞性黄疸である。病室を八階に移して同夕方から地下の手術室で緊急手術を実施。上の姉が立ち会った。翌日一〇階病室に戻る。ずっと付き添っている佳代は、これじゃ退院はとても無理だと内心思う。退院は九日に延期された。

佳代ちゃん、ここまできたのだから一度は退院したいよ。ダメだと分かれば聖路加に帰ってくるよ。そう言いながらも、侑子には慢性的な痛みやけだるさ、なんとも表現できない不快感が続いていた。膵臓がんを宣告された昨年二月一六日から、あと少しで一年二カ月経つ。もういつ死んでもおかしくないのだから、一度は壱岐坂のマンションから東京ドームを見たいよ。

退院予定の前日、佳代は別室で主治医の久保医師に会った。先生、このタイミングで退院してもいいのですか。難しいところですが、発病から一年経っていますし、一度はご自宅で過ごされてみるのもいいと思います。在宅介護の支援は最善を期しています。帰られるとしたら今しかないと思います。先生、正直なところあとどれぐらいでしょうか。佳代はズバッと踏み込む。そうですね。何とも申し上げられませんが、夏を越えるのは難しいかもしれませんね。久保は首をかしげる。

四月九日、退院の日の朝早く副院長の石松が来た。ついで看護師長の高野が入って来る。昨年九月に緊急で三日ほど入院、一〇月二四日に本格的に入院した。一八〇日に近い。この間、何人もの入院者たちを見送ってきた。次は私なのだ。侑子はいつもそう思っていた。しかし気分のいい日は廊下を歩いたり、エレベーターで一階に降りて、まるでデパートのような人込みの病院内を散歩したものだ。今日やっと長期滞在した病院を退院する。感慨がないわけではない。だが全快して出て行くのではない。いわば仮出所である。いつ呼び出しがあるかもしれない。次はもう出られないだろう。侑子は佳代と一二時に病室を出た。出たところに高野が立っていて無言で微笑みかけた。その夜は小石川の料理屋から特製弁当を取り寄せて退院のお祝いをした。近くに住む竹内忠夫・景子夫妻も来てくれた。竹内は腕利きで評判の鮨屋だったが数年前、七〇歳を機に店を閉じていた。その日は佳代が泊まり、翌朝一〇時に本郷から初めて訪ねて来たヘルパーに会った。お昼頃、木田訪問医師、さらに宮沢ケアマネも来た。自宅での初めての顔合わせである。だが計画は予想外に早く挫折する。帰宅した日、佳代は泊まり、翌日雑用を片付けるために浅草に帰った。翌々一二日の午前一〇時に来てみると、侑子はベッドで倒れていた。

二晩空けただけなのに。

しかもその間、何度も携帯で話している。セコムのブザーをなぜ押さなかったのか。首からかけているはずのセコムのペンダントはベッドサイドに置かれたままであった。同一〇時半、ヘルパーが来る。急を聞いて宮沢ケアマネと木田訪問医師も相次いで駆けつけて来た。侑子は五〇〇cc近い下血をしていて意識は朦朧としている。佳代や医師の呼びかけには応じる。木田医師はケアマネと短く話し合い、電話で聖路加国際病院緩和ケア病棟の久保医師に状況を説明、救急車を呼んで佳代が同乗、聖路加に向かった。せっかくの帰宅は三泊だけで終わった。

## 最期の日々

病室に戻った侑子は、以前のように痛みを訴えなくなった。少しずつ穏やかな表情を浮かべるようになる。佳代は痛み止めのモルヒネの量が増えたのではないかと思ったが、そんなことは聞けない。担当の増田看護師のほか久保医師の回診が増えた。久保が来ると侑子は足がだるい、背中が痛いと甘えるように訴える。久保は優しく微笑みながら痛いと言われたところをなぜたりさすったりする。侑子を全身で受け止める。それしかできない。

数日後、高野が病室に来て、夕方まで話し込んだ。話し込むというより侑子が返さないのだ。ねえ、高野さん。あなた毎日、誰かが死んで行く野戦病院のようなところにいて、どうやって自分の心の安定を保っているの。以前、休みの日に伊豆の海に潜りに行く、それが心の洗濯みたいなものですって言っていたわね。高校一年生のとき、友人に誘われて一度ダイビングを体験したことがありますが、そのときは水中に沈む瞬間に息苦しくなって怖くてそれ以上は無理でした。それきりでしたが、今の部署、緩和ケアに来たら、ダイビングをやっている先輩がいて誘われて行ってみました。最初は怖かったのですが、次第に潜ることができるようになりました。ダイビングは数人が一斉に潜るのです。水深一五―二五メートルくらいまで潜ってそれぞれが背中のタンクの空気の残量を気にしながら、三〇分ぐらい潜ります。海底の砂地やサンゴ礁を見ながら、まるで空を飛んでいるような感覚です。海中では言葉も通じません。サインや視線、身振り手振りで相手とコミュニケーションを取ります。新鮮です。侑子はじっと聞いている。海に潜るなんて想像したこともない。緩和ケアの看護師さんたちばかりなの。いいえ。看護師は誰もいません。ダイビングショップというのが世田谷にあって、個人がそこに集まります。職業もお互い知らないし、その日初めて会う人もいます。それで気分が晴れるの。そうです。いいわねえ。私には何もないのよ。高野さん、どうしたらいいの。侑子さん。あなたにはこれまで歩んで来られた人生があります。普通の人ができない美術作品を造り、教えて来られました。それらを一つ一つ振り返る時間を大切にしてほしいのです。それにはもうちょっと時間がほしいわ。高野は応えようがない。潜水しているときのように身振り手振りで、表情で、何か伝えられないか。ねえ、いつかあなたから頂いた神父さんの詩の中にこんなフレーズがあったわね。病気になったら　必ず治ると信じよう　原因がわからず長引いたとしても　治療法がなく悪化したとしても　現代科学では治らないと言われたとしても　あきらめずに道をさがし続けよう　奇跡的に回復した人はいくらでもいる　できるかぎりのことをして　信じて待とう　まだ私にできることがあるの？　なにをすればいいの？　高野は何か言葉をかけようとするが、出てこない。涙があふれてくる。

同二五日午後から治夫妻がやって来た。相変わらず付き添っている佳代に高島屋地下で買ってきた「赤トンボ」のサンドウイッチを渡す。侑子の好物だが、以前のようには食べなくなっている。いやほとんど食べない。包みの方を見たが黙ったままである。しばらくして次姉の啓子が来た。侑子は穏やかに眠っているように見えるが、時折、大きく眼を見開いて何かを探すように周囲を見回す。久保医師が頻繁に様子を見に来る。ひょっとして今日あたりが限界なのか。佳代に直感のようなものが走る。夕方、久保が夜間担当の看護師と入れ違いに入ってきて、皆さん、今日は何時頃までいらっしゃいますか、と聞いた。佳代はやっぱりと大きく深呼吸する。侑子はベッドの背をソファのように立てて、うつらうつらしている。できるだけ声をかけて侑子さんの傍にいてあげて下さい。久保が促す。佳代と治と敦子が近寄る。そこへ祐平が入って来た。侑子おばちゃん。誰？　祐平だよ。いま野球の練習からの帰りだよ。祐ちゃん、ジャイアンツに入ったの？　まだ高校に入ったばかりだよ。もっと傍に来て。再び久保が入ってきた。侑子の呼吸音を聴き、心臓の動きを確かめ、瞳孔を見る。そんなことが二度ほど繰り返されて三度目に入って来た久保が耳元で呼びかけるが、わずかに唇を動かすだけで、反応はない。午後八時二分、谷川侑子は永眠した。七一歳九カ月。膵臓がんを宣告されてから一年三カ月の闘病であった。

翌二六日午前一〇時、侑子は地下一階に到着した霊柩車に次姉、従妹と一緒に乗り、聖路加国際病院を後にした。出口には石松や緩和ケア病棟のほとんどの医師、看護師たちが見送った。高野は、侑子さんこれでお別れじゃないわね。いつでもお話ししたいときは呼んで下さいね――そう口の中でつぶやいた。あふれてくる涙は悲しみと同時に、最期まで寄り添ったという安堵の思いでもあった。

## 聖路加国際病院とは

平成九(一九九七)年、聖路加国際病院は新しく建て直され、これまでの敷地に三つの街区が形成された。

- 第一街区/病院旧館(旧病院棟)。聖路加看護大学と小児医療総合センターなどが入る。
- 第二街区/あけぼの色の外壁の新病院。五階建て長方形の外来診療棟と一〇階建て三角形の病棟が入る。五二〇床(集中治療室及び小児病棟を除く)が個室で、窓から陽光が入るように設計されている。
- 第三街区/五一階建てのオフィス塔「聖路加タワー」と三八階建ての介護ケア付きマンション「聖路加レジデンス」のツインタワー。

第二街区(病院)だけで延べ床面積六〇〇〇〇平方メートル、総工費は四〇〇億円。この総合病院の実質的な設立者が、アメリカ聖公会の宣教医師ルドルフ・B・トイスラーである。

## 築地病院

キリスト教の一宗派である聖公会は海外における医療伝道を積極的に進めた。日本宣教は、宣教師ウィリアムス司祭が一八五九(安政六)年六月二九日、長崎に上陸したときから始まる。最初に伝道本部を置いた長崎から、宣教医師を交代させながら、大阪、東京へと、宣教と医療伝道を広げていった。立教学校(立教大学の前身)と立教女学校(立教女学院の前身)を築地に創設したのも聖公会である。

一八八四(明治一七)年、宣教医師ハレルが東京に赴任。築地居留地にある診療所で診察を開始した。病院は愛恵医院と名づけられたが、一八九六年に明石町の立教学校跡へ移り、築地病院と名前を変えた。この頃、明石町は外国人居留地で治外法権だったため、他の病院で一日一五銭の薬価を八銭とすることができた。この年の秋、東京で天然痘が大流行。一般病院が二〇銭の治療費をとったのに対し、築地病院は五銭で対応したので、連日数百人、多い日には七〇〇人を超える人が訪れたと記録にある。

ルドルフ・B・トイスラー夫妻が、アメリカ聖公会から四番目の宣教医師として日本に派遣されるのは一九〇〇(明治三三)年二月二日。二三歳のトイスラー青年は、聖公会本部が日本に派遣する医師を募集していると聞き、名乗り出たのである。来日後は築地明石町に用意された宿舎に入り、築地病院に案内された。トイスラーが想像していたよりもはるかに小規模なもので、当時は閉鎖中であった。がっかりしたが、今さら引き下がれない。病院を改築して再開するまでの間、トイスラーは往診によく出かけた。患者の多くは外国人だったが、あるとき宣教師ミス・マンの家で一人の若い女性と出会う。「米国の看護学校に留学させて、いずれ日本で役の立つ看護婦になってほしい」と紹介されたのが、立教女学校出身の荒木いよ(のちの久保いよ)である。出会ったそのときに有能な女性であることを見抜いたトイスラーは後日、リッチモンド市にあるオールド・ドミニアン病院付属看護婦学校に留学させ、帰国後、荒木を聖路加病院の初代看護婦長に就任させている。

一九〇二年二月に洋風木造の築地病院は「聖路加(聖ルカ)病院」と改称され、聖路加の名の下に診療が開始された。その後に迎えた東京帝大のドイツ人教授スクリバがわずか三年余で病死すると、直弟子の佐藤三吉(東京帝大外科の初代教授)を顧問に据えた。そしてさらに、スクリバの親友で同じく東大に在籍したベルツも招き、聖路加病院の名は世間に定着していった。聖公会の方針は「貧富にかかわらず診療を行なう」というもので、それを伝え聞いた来院者は早朝から後を絶たなかった。

病院のある明石町三七番地の土地は約五〇〇〇坪(一六五〇〇平方メートル)。トイスラーは、さらに大きな病院に発展させようと、寄付を募りながら、地続きの区画を購入していく。

一九〇三(明治三六)年九月から〇四年八月の病院報告によると、大人二六〇人、子ども三三〇人の手術を行ない、施療患者七七六八人、投薬約一万人とある。一九〇七年頃にはすでに全国で八〇〇余の病院ができていた。それらの中で聖路加病院はまだ規模こそ小さかったが、医師、看護師がみんな優しくて親切であると評判になりつつあった。

## 戦前—戦後の受難

聖路加はその歴史の中で幾つもの受難を経験しているが、その嚆矢となるのが、一九二三(大正一二)年九月一日に起きた関東大震災である。約八〇人の入院患者は全員隣接した新病院建設敷地に運び出されて無事だったが、病院は壊滅的な被害を受けた。このとき米国ロングアイランドにいたトイスラーは、東京のマキム主教からの電報で、病院の全滅と人命に被害はなかったことを知った。電報には「信仰のほかすべては失われた」とあった。

米国の聖公会本部はすぐに病院の再建支援を決議した。新病院は基礎工事の段階であったので再建の途に就くのも早く、敷地も二倍に広げることができた。だが、工事の進行は曲折もあって、一九三三(昭和八)年三月ようやく本館東棟が、続いて中央棟が完成。ベッド数二七五床、旧館の二〇〇床と合わせると約五〇〇床となって完成したが、西館は計画のまま残された。

そのため、トイスラーは翌年春に渡米、聖公会全米委員会で西棟建設に向けての支援を呼びかけた。病院再建のため東奔西走を重ね、さらに新しい事業にまで取り組むトイスラーを病魔が襲う。全米委員会の後、さまざまな行事や募金活動の予定が目白押しだったが、急遽取り止め七月一一日、東京に戻った。心臓に異常が見つかったからである。八月八日、内科医長・橋本寛敏の説得により六階病室に入院するも、一〇日正午前に容態が急変し息を引き取った。享年五八。

トイスラーはいくつもの新たな試みを日本に導入した。本編で記した訪問看護以外にも、たとえば「公衆衛生」という考え方の導入がそうだ。開国後のコレラ侵入、結核の伝染、さらにインフルエンザの流行など、感染症で日本人の多くが死に至っていた。また乳幼児の死亡率も高く、出生率の二割近くを占めていた。これらをくい止めるには、まず予防である。小児科医の斎藤潔をハーバード大学に留学させる一方、アメリカ赤十字社の看護婦ヌノを公衆衛生看護の指導者に招き、ボストンで公衆衛生看護を勉強し、家庭看護の経験もある平野みどりを入れた。

一九二八(昭和三)年公衆衛生部ができると、留学帰りの斎藤医師が先頭に立ち、ヌノ、平野たちの公衆衛生看護部と連携してさまざまな事業を行なった。「母と子の健康相談」「家庭訪問看護」「健康診断」「性病予防」「乳児保健」などである。その翌年には、医療社会事業部を発足させた。ソーシャルワーカーと呼ばれる専門職が患者や家族の抱えるさまざまな悩みや問題の相談に乗り、援助する部門である。ボストンで社会事業学と幼児教育学を学んだ小栗将江(のち浅賀ふさと改名)が募金活動でニューヨークにいたトイスラーに面会してこの必要性を訴え、聖路加に採用されたのが始まりである。現在ではほとんどの病院がソーシャルワーカーを配置しているが、その最初は聖路加である。

トイスラー亡き後、後任の院長には、久保徳太郎が選ばれた。久保は聖路加病院発足二年目から勤務し、次長、副院長として婦長の荒木らとトイスラーを支えてきた。しかし、久保も七年後の一九四一(昭和一六)年八月に六七歳で急逝する(まったくの偶然だが、同年同月に日野原重明は京大付属病院から聖路加病院に内科医師として入職している)。

理事会は後任の院長に副院長の橋本寛敏を指名した。橋本は明治二三年宮城県白石市の生まれ。当時五〇歳だった。大正三年、東京帝大医学部卒。同一〇年、札幌市立病院医長。同一二年ロックフェラー財団研究員として渡米、メイヨー・クリニックとジョンズ・ホプキンス大学で米国最高の医学を学んだ(本編を読まれた読者の方は、メイヨー・クリニックという名前から土居健郎を思い浮かべるだろう。学生のとき、橋本の下で実習をした土居は、橋本を慕って聖路加病院に研修医として入った。そして橋本の命を受け、精神科医としての研修に米国留学する。帰国して聖路加病院の精神科医として独り立ちした後、再度、研修に行く先がメイヨー・クリニックであった)。橋本は二年後の大正一四年に帰国、同愛記念病院の院長となるところをトイスラーに説得されて聖路加病院に勤務した。トイスラーは米国医学界から橋本の実力を伝え聞いていたのである。

橋本が院長になった頃から戦況は悪化していく。昭和一八年には敵性語禁止となり、聖路加病院は「大東亜中央病院」と名乗らされる。二〇年三月九日深夜の東京大空襲のとき、聖路加は直接の爆撃は免れたが、本館の前庭に一〇〇〇人を超える被災者たちが次々運び込まれた。入院者は一五〇〇人に達した。

終戦後も受難が待ち構えていた。九月三日、「大東亜中央病院」から元の名称に戻っていた聖路加病院を、アメリカ第八軍の代表や同陸軍病院、公衆衛生部長らが突然訪問、二週間以内に病院を明け渡すよう言い渡したのである。九月一二日のことだった。

本館と旧館に入院中の患者に転院してもらい、外来は閉鎖した。とりあえず近くの閉鎖中の病院を借り、そこに持ち込めない医療器具や薬品、什器備品などは接収を免れた倉庫や記念館などに移して、九月二四日に明け渡した。病院の屋上には星条旗が、正面には「米国陸軍第四二病院」の看板が堂々と掲げられた。

聖路加の医師、看護婦、職員の大半は職を失うことになった。仮病院は院長の橋本以下医師一四人、看護婦二三人、その他職員を入れても、五〇〇人から七一人と激減した。ベッド数も四八九からわずか二四となったのである。聖路加女子専門学校も日赤の女子専門学校と合同で東京看護教育模範学校となり、聖路加の学生もここに通うことになる。

院長の橋本は仮病院での経営を軌道に乗せると、立教大学、立教高等女学校、三菱銀行本店、駐留軍東京ＰＸ(銀座松屋を接収)などに医務室を開設していった。そして八ケ岳山麓の無医村巡回診察も再開した。ポール・ラッシュがＧＨＱの一員として再来日したからである。ラッシュは大正一四(一九二五)年に来日して立教大学で教えながら、聖徒アンデレ同胞会(聖公会の青年運動組織)日本支部を再建、昭和一三(一九三八)年に八ケ岳南麓の清里に指導者訓練キャンプ場「清泉寮」を作っていた。

昭和二七(一九五二)年は聖路加病院の創立五〇周年の年である(この年六月、日野原は内科医長・院長補佐となり、頭角を現し始めていた)。一〇月、米国聖公会の特使が来日、橋本とともにマッカーサーの後任リッジウェー司令官を訪ね、病院の早期返還を申し入れた。その二年前にもマッカーサーに会見して返還を要求している。まず、二八年二月、旧館が返還された。改修工事が行なわれベッド数一四〇(成人用一一〇、小児用二〇、新生児用一〇)、内科、外科、小児科、産婦人科、結核専門の五部門で、六月から再開された。二九年には専門学校が返還され、聖路加女子短期大学としてスタートを切った。その二年後の三一(一九五六)年五月、待望の本館が返還された。建物の改修工事が急ピッチで進められ、同時に未着工の西棟も建設することになった(西棟は昭和三六年一〇月に完成)。

## 日野原の病院改革、そして現在へ

ここ半世紀の聖路加を、日野原の存在を抜きにして語ることはできない。そして、日野原について語るとき、どうしても触れておかなければならないのが、よど号ハイジャック事件である。

昭和四五(一九七〇)年三月三一日朝、羽田空港を飛び立った日航機よど号がハイジャックされた。よど号は福岡空港で給油、老人や子どもを降ろして五時間後に離陸、朝鮮半島を北上したが、接近してきた戦闘機の指示で午後三時過ぎ、ソウル近郊の金浦国際空港に着陸させられた。乗客の中に日野原がいた。福岡で開かれる日本内科学会総会に出席の予定であった。ハイジャック犯たちと日本・韓国政府、さらに北朝鮮との交渉が続く。機内は空調も切れ、水もない。乗客たちも緊迫状況におかれる。二日夕刻になって、山村新治郎運輸政務次官が身代わりとなって犯人グループと同行することで乗客、乗員たち人質全員は三日午後三時に解放された。乗客乗員一〇〇人以上の人たちはその間、生命の危機も感じていたはずだ。翌日、日野原は見舞いに訪れた人たちに「これからは第二の人生と思って自分以外のために捧げたい」と書いた挨拶状を出している。日野原、このとき五九歳。

よど号事件の翌年九月、理事会の指名で日野原が院長代理となる。橋本の体調は思わしくなく、院長の激務を遂行するのが難しくなっていた。院長代理といっても実質的な院長職であった(細谷が研修医として聖路加に入るのは翌四七年四月である)。

その三年後の四九(一九七四)年一月一三日午前一一時五二分に橋本は永眠した。享年八四。太平洋戦争が開戦した年に第三代院長に就任、四九年の長きにわたってその職を全うした。トイスラーに請われ、米国留学から帰国と同時に内科医師として聖路加に入職。戦時下、終戦、戦後の激動期をくぐり抜けて聖路加国際病院を守り、発展させた中興の祖である。同年二月、臨時理事会は後任の第四代院長に日野原を推薦した。誰がみても当然の人事に思えた。

しかし、日野原はこれを断る。少し前に財団法人ライフ・プランニング・センターを作っていて、理事長として活動の先頭に立っていた。その理事長職を辞任しての院長専任を条件とされたからである。よど号事件以後、ボランティア第一と考えるようになった日野原はライフ・プランニング・センターを自分の活動の場と考えていた。それを辞めて院長に就くことはできない。このとき六三歳であったが、六五歳の定年後も病院の顧問として研修医の指導を続けることは引き受けた。

院長には菅原虎彦内科医長が選ばれた。それから二週間後の二月二七日、日野原は聖路加看護大学の学長に任命され、これはボランティアのひとつとして無給でやることにした。院長に菅原が就任してまもなく、病院の改修計画が具体的に検討され始めた。日野原が院長代理となった昭和四六年頃からベッド数三四一を五〇〇にする案が出ていたが、資金をどうするかで難航していた。その後、消防法の改正があり、防火区画の設定やスプリンクラーの設置が義務づけられるようになった。理事会ではこのさい新しく病院を建て直そうという意見が多く、資金捻出に隅田川に近い東ブロック(三街区)を売る案が浮上した。しかしこれを知った日野原は、医長会とともに反対運動に立ち上がった。聖公会が入手した大切な土地を簡単に処分していいのか。ほかに案はないのか。理事会は計画を練り直すことにし、病院再建委員会を設置、反対運動の先頭に立っていた日野原がこの中に加わった。昭和五五(一九八〇)年のことである。

それから一〇年後の平成元年四月になってやっと第二街区の起工式にこぎ着けることができた。第三街区に開発会社と提携して超高層ビルを建て、テナントからの資金や家賃で建設資金を捻出、場合によってはビルを売却するというアイデアである。日野原及び建設本部委員会が全面的に関わり、院内誌で新病院の構想を紹介した。完成後の姿は冒頭に書いた通りである。

病院長は菅原の後、昭和五五年に野辺地篤郎(五代)、同六一年、牧野永城(六代)、平成一年、岩下一彦(七代)と交代していた。病院新館が完成した平成四(一九九二)年に岩下は退任、後任の第八代院長に八〇歳の日野原が就任を要請された。一八年前に断っている。「日野原はこの頃旺盛な著作活動で知られ、講演の依頼が多く、マスコミにも頻繁に登場していた。全個室の病院に患者が集まるのか不安な理事会は、日野原の人気に頼った」(西沢孝洋『病院物語』）との見方もある。日野原は一期だけ、フルタイムのボランティアとして引き受けた。その三年後の平成七年は一月一七日に阪神・淡路大震災が起こり、聖路加国際病院は前後三回被災地に医師・看護師チームを派遣した。同三月二〇日に地下鉄サリン事件が発生した。当日の病院については本編に書いた通りである。

その翌平成八年、日野原は任期を終えて院長を退任、理事長に推される。第九代院長には副院長だった桜井健司がついた。そして同一七年桜井が退任、一〇代院長に京都大学大学院教授の福井次矢が就任した。福井は京大を出てすぐの研修医生活を聖路加で送っており、出発点に戻った形である。

# 参考文献・資料

## 本書の主要登場人物による著作

Lynn S. Baker ほか、細谷亮太〈訳〉『君と白血病――この1日を貴重な1日に』医学書院、一九八二年。

細谷亮太『パパの子育て歳時記』毎日新聞社、一九九〇年。

細谷亮太『小児病棟の四季』岩波現代文庫、二〇〇二年。

細谷亮太『いつもいいことさがし――小児科医が見た日本の子どもたちとおとなたち』暮しの手帖社、二〇〇五年。

細谷亮太『命のノート――ぼくたち、わたしたちの「命」についての12のお話』講談社、二〇〇六年。

細谷亮太『生きるために、一句』講談社、二〇〇七年。

細谷亮太・真部淳『小児がん――チーム医療とトータル・ケア』中公新書、二〇〇八年。

細谷亮太『優しさはどこから――小児科医・細谷亮太先生が贈る』婦人之友社、二〇〇九年。

細谷亮太『生きようよ――死んじゃいけない人だから』岩崎書店、二〇一〇年。

細谷亮太『いい日にしよう、ね！――いのちを見つめるドクターの〝ほのぼの日記〟』主婦の友社、二〇一一年。

細谷亮太『医者が泣くということ――小児がん専門医のいのちをめぐる日記』角川文庫、二〇一一年。

細谷亮太『いつもいいことさがし 2』暮しの手帖社、二〇一一年。

細谷亮太「母を語る――聞き手・遠藤ふき子」NHK「ラジオ深夜便」二〇一一年二月二一日放送。

細谷亮太・伊勢真一「大丈夫。――小児科医・細谷亮太のコトバ――」いせフィルム、二〇一一年。

細谷亮太 第一句集「桜桃」東京四季出版、一九八七年。第二句集「二日」フランス堂、二〇〇七年。

細矢亮太『いつもこどものかたわらに』白水社、二〇一四年。

押川真喜子『訪問看護婦だからできること』リヨン社、一九九六年。

押川真喜子『在宅で死ぬということ』文春文庫、二〇〇五年。

押川真喜子『自宅で迎える幸せな最期』文春文庫、二〇〇八年。

押川真喜子『こころを看取る――訪問看護師が出会った一〇〇〇人の最期』文藝春秋、二〇一二年。

井部俊子『看護という仕事――実践、管理、研究への提言』日本看護協会出版会、一九九四年。

井部俊子『こちらナースステーション――わたしの看護日誌』ポプラ社、一九九七年。

井部俊子『ナースの法則200――ベテランナースのよりどころ』日本看護協会出版会、一九九八年。

井部俊子『マネジメントの探究』ライフサポート社、二〇〇七年。

**そのほか**（著者名五〇音順）

会田薫子『延命医療と臨床現場――人工呼吸器と胃ろうの医療倫理学』東京大学出版会、二〇一一年。

上原善広『聖路加病院訪問看護科――11人のナースたち』新潮新書、二〇〇七年。

門林道子『生きる力の源に――がん闘病記の社会学』青海社、二〇一一年。

児玉隆也『ガン病棟の九十九日』新潮文庫、一九八〇年。

坂井律子『〈いのち〉とがん――患者となって考えたこと』岩波書店、二〇一九年。

島薗進『現代救済宗教論』青弓社、一九九二年。

島薗進『スピリチュアリティの興隆――新霊性文化とその周辺』岩波書店、二〇〇七年。

島薗進・竹内整一〈編〉『死生学①　死生学とは何か』東京大学出版会、二〇〇八年。

清水哲郎『医療現場に臨む哲学』勁草書房、一九九七年。

清水哲郎『医療現場に臨む哲学　2』勁草書房、二〇〇〇年。

清水哲郎、島薗進〈編〉『ケア従事者のための死生学』ヌーヴェルヒロカワ、二〇一〇年。

リタ・シャロン、斎藤清二ほか〈訳〉『ナラティブ・メディスン――物語能力が医療を変える』医学書院、二〇一一年。

聖路加国際病院『聖路加国際病院八十年史』一九八二年。

聖路加国際病院「聖路加国際病院の100年」二〇〇二年。

聖路加国際病院『聖路加国際病院の愛情健康レシピ――100歳まで動けるからだをつくる』永岡書店、二〇一二年。

土居健郎『甘えの構造』増補普及版、弘文堂、二〇〇七年。

土居健郎『漱石の心的世界――「甘え」による作品分析』弘文堂、一九九四年。

中村徳吉『聖路加国際病院創設者ルドルフ・ボリング・トイスラー小伝』改訂増刷、聖路加国際病院、一九九〇年。

西沢孝洋、梶原優 監修『病院物語』日本病院共済会出版部日本病院会出版、二〇一〇年。

日野原重明、〈聞き手〉植村研一『現代医療への提言――内科医六十年』岩波書店、一九九五年。

日野原重明『人生、これからが本番――私の履歴書』日本経済新聞社、二〇〇六年。

福井次矢『なぜ聖路加に人が集まるのか――医療の質、医者の資質』光文社、二〇〇八年。

D・ミカ・ヘスター〈編〉前田正一・児玉聡〈監訳〉『病院倫理委員会と倫理コンサルテーション』勁草書房、共著、二〇〇九年。

宮子あずさ『看護師という生き方』ちくまプリマー新書、二〇一三年。

村上春樹『アンダーグラウンド』講談社文庫、一九九九年。

# あとがき

「小説新潮」二〇〇四年九月号から二〇〇六年八月号まで二年間、「銀座の達人たち」を連載する機会を得た。かねがね銀座を歩くたびに、いつかこの街で三〇年四〇年と「一筋に生きている人たち」を書きたいと思っていたので、毎回一人の人物を主人公にした。

そのさい最終回に「聖路加国際病院」の誰かを取り上げるつもりでいた。「聖路加」は築地とはいえ、銀座の一角にある。連載の最後を飾るにふさわしいと考えていたからだ。

「聖路加」といえば、誰しも一〇三歳で現役の日野原重明翁(理事長)を思い浮かべる。同病院の象徴のような存在である。著書も数多くあるし、その業績は広く知れ渡っており、文化勲章も受章されている。そのような人を「銀座の達人」として新たに書くには、よほど斬新な視点でもない限りすべて「二番煎じ」になるし、新鮮味もない。どうしたものか。そこで当時の勤務先・東洋英和女学院大学大学院に何度も特別講義に来ていただいていた、細谷亮太副院長・小児医療総合センター長(当時)に焦点を当てようと考えた。同氏は俳人、エッセイストとしても知られている。座談の名人でもある。

しかし細谷先生からは、「聖路加にはいろんな医師や看護師、職員がいるから、多角的に取材した方がいい」とアドバイスされた。なるほどと思ったが、それでは四〇〇字三〇枚(連載一回分)では書ききれない。そこで「聖路加」は連載の最終回ではなく、終了後に単独の新しいものとして取材、執筆することになった。

細谷先生からは取材リストとして、次のような方々の名簿を渡された(当時の記述)。
1 松藤凡《ひろし》(小児外科、鹿児島大教授に赴任予定) 2 小松康宏(内科、次の世代) 3 石松伸一(救急) 4 大野尚子(保育士、小児病棟) 5 平松園江(人間ドッグ) 6 中村清吾(乳がん、元NHKアナウンサーで女優の故・絵門ゆう子さんの主治医) 7 角田博子(放射線) 8 野辺地篤郎(元院長) 9 内田卿子(元看護部長) 10 佐藤孝道(婦人科) 11 斎藤寿明(同) 12 西田知佳子(ソーシャルケースワーカー) 13 土居健郎(精神科、『甘えの構造』の著者) 14 林田憲明(副院長) 15 林章敏(ホスピス) 16 井部俊子(看護大学学長) 17 西野理美(看護師) 18 押川真喜子(訪問看護師) 19 立花正明(事務) 20 川名典子(精神科看護師) 21 竹内和泉(ボランティア・コーディネーター)
他にチャプレンの名前もあり、総勢三〇人に上った。

今、たまたま手許にある二〇〇八年の日記を広げてみると、五月二六日月曜日一六時半に平松園江・予防医療センター長を訪ねている。七月一八日には細谷先生に何度目かの取材。九月二日午後六時、中村清吾先生に取材目的で会っている——。こんなふうに少しずつ「聖路加」の取材を進めていった。それから四年、いや五年近くの歳月をかけて、約三〇人の中から次第に細谷亮太、井部俊子、石松伸一、押川真喜子の四氏に焦点を当てることになり、何度も取材、インタビューを重ねてきた。

そしてさて執筆という段階になった二〇一二年一月早々、私は東大大学院の島薗進教授に会った。その年の三月末で一期四年、遠距離通勤した金沢の大学を退くことになっている。「聖路加」を書き始めるにあたって、その支えになるような「勉強」を並行させたいと思っていたので、漠然とだが春から島薗先生の「死生学」の聴講をお願いしようと考えていた。「それなら、それにふさわしい授業がある」とその場で勧められたのが清水哲郎教授と会田薫子准教授が同年四月から開講する臨床死生学・倫理学研究会（大学院死生学演習1）の授業である。清水教授は最初、天文学を専攻、卒業後、哲学を学ぶために大学に入り直した異色の人であり、専門は「中世哲学」。そんな哲学者がなぜ医療の現場に足を踏み入れたのか。「それは妻の足かけ二四年に及ぶ病気との付き合いから始まった」と明かす。

東京で幼稚園教諭をしていた夫人は一九七五年夏、甲状腺癌（乳頭腺タイプ）で最初の手術を受けた。その後一年ないし二年おきに転移が見つかり手術は合計七回、さらに術後の感染症に起因する手術を二回、一時は生命が危ういと感じる不安な日々を過ごしたこともあったという。最後の手術は八六年暮。その後、八八年秋に放射線ヨードにより残存の癌組織を叩いて以来、転移は現れていない。

清水先生は一九八〇年夏に北海道大学に転勤、その後夫人も体力の低下に伴って札幌に移った。清水夫妻はここで東札幌病院の石谷邦彦院長と石垣靖子看護部長を識る。夫人は札幌に来てから、日常のケアは東札幌病院で受け続けた。

病室と研究室を行き来しているうちに清水先生にふとこんな考えが閃く。

「患者の家族は、普通は治してもらう側だと思っているが、本当は治す側と治される側とがあるのではなく、家族もまた医療チームの一員として病気に立ち向っているのだ」。あるとき、ふと身体中のあちこちにチューブをつながれてひたすら耐えている妻もまた、自分は治してもらう側だとは思っていないらしいことに気付く。「彼女もまた医療チームの一員なのだ」と。この考え方は聖路加国際病院が目標とし、実践しているまさに「トータル・ケア」に通じる。

東札幌病院と縁ができた清水教授に「哲学の立場から何か話してほしい」と石谷院長は要請し、同病院での「倫理セミナー」をきっかけに、毎月定期的にゲストスピーカーを務める。こうして医療現場に接近、冬季札幌がんセミナー(九〇年二月)、日本緩和医療学会の設立(九六年七月)にも参加、医療の現場で哲学の果たし得る役割を考えるようになっていく。九三年春に東北大学に異動後、仙台では終末期の在宅医療に取り組む医療スタッフとの対話や宮城県が主催する「在宅ホスピスケア調査検討会議」の取りまとめ役もやった。こうして「現実の医療の個別の方針選択や決定をする際の倫理的検討をどう進めるかについて、より具体的で実用に耐え得るシステムを開発すること」に踏み込む。臨床倫理学である。

清水教授と一緒に研究会の授業を担当する会田薫子準教授は、東大大学院で健康科学・看護学を専攻。ハーバード大学メディカル・スクール医療倫理プログラムフェロー、東大大学院死生学・応用倫理センター特任研究員を経て現職。

四月から始まった授業は月に一回、他学部の研究者や外部の医療・看護関係者らも参加して、広く「人間の生と死」の諸問題をテーマに行なわれた。毎回、発表が一時間、その後両先生の司会で討論するという形式であった。この授業から多くの刺激と教示を受けることができた。だが何といっても、企画の段階から具体的に相談に乗ってもらい、行き詰まったり落ち込んだときは、そのつど叱咤激励して下さった細谷亮太先生の存在がなかったら、このノンフィクションは陽の目を見ることはなかっただろう。

島薗進(現在は名誉教授・上智大学グリーフケア研究所長)、清水哲郎、会田薫子先生にもお礼を申し上げたい。取材、テープ起こしなど煩雑なことは岡田猛、堀口晴正、東郷(畠山)小巻のみなさんにお世話になった。取材に応じて下さったすべての方々、そして曲折を経たあと、ゲラを預けると「いっきに読みました」と即座に出版に向けて動いて下さった岩波書店の田中朋子さんの決断と誠意に心から感謝している。田中さんには以前『無理難題「プロデュース」します　小谷正一伝説』も担当していただいた。最後に、インシュリン注射を打ちながら、かつ普通の健康人以上の体調を維持して取材、執筆できたのは二〇年来の主治医、東京慈恵会医科大学・阪本要一先生のおかげである。同先生にも深謝したい。

二〇一四年一〇月

著　者

# 岩波現代文庫版あとがき

単行本の書き下ろしで聖路加国際病院を取材すると決まったときに、細谷亮太・小児科部長から最初に紹介されたのが、石松伸一医師であった。二〇〇六年五月か六月だったと記憶している。以後、二〇一四年秋に『聖路加病院で働くということ』を刊行するまで、少なくとも二カ月に一度ぐらいは会ってきた。いつの頃からか「石松キリスト」と呼ぶようになっていた。キリストを描いたいろんな肖像画が石松医師の風貌、雰囲気にぴったりに思えたからである。

普段は取材後一冊の本になってしまえば、それ以後取材させていただいた人と頻繁に会うことはないのだが、石松にはその後も二、三カ月に一度は会ってきた。救急部の入口横の小さな部屋のときもあるし、廊下での立ち話で済ますこともある。また夜、一献傾けることもある。まったく別の取材のときや、難問に遭遇して行き詰まっているとき、石松キリストに会って単刀直入に二言三言、言葉を交わすと思いがけないヒントや助言を得ることが多かった。『聖路加病院で働くということ』では四人の主要登場人物のうち、細谷についで踏み込んだ取材をさせていただき、家庭内のことまであけすけに書いてしまったので、読者には好評だったが、石松夫人にはいまだに疎んじられている。申し訳なく思いながら、取材者の私はそれでよかったと思っている。石松キリストは今も私の心の支えである。

もう昔の話になるが、二〇一二年一二月二五日、この年の最後を締める「聖路加円環講座」が開かれた。本館二階チャペルの壇上に立つのは、この年で辞めていく細谷亮太である。細谷の「最終講義」である。

背後のスクリーンに小津安二郎の『東京物語』が映しだされている。普通の家の居間の一シーンで柱時計がボーンとなる。そんな場面である。細谷はそれに目をやりながら「日常生活のちょっとしたディテールが、生きている人間には大切だ」と話した。この言葉をよく覚えている。日常のちょっとしたことを大切にする。それがすべてに通じるのだ。私もディテールを見逃さずに書いてきたつもりである。

石松は常に本音でしか話さない。病院内を歩いていて、天井のどこかに「神」がいてこちらを見ている。見守ってくれていると本気で信じることのできる人である。だからいつも本音で考え、本音で行動する。副院長だが救急部長を兼務している。たとえば二〇一六年、東京都内の救急車出動件数は七七万七四二七件で過去最多。このうち一万一八七件は聖路加国際病院の救急救命センターに搬送されている。都内の病院のトップである。その前年もそうだった。このうち応需率(搬送患者を受け入れた率)は二〇一六年は八八・二パーセントを越えている。ちなみに救急搬送病院全体の平均応需率は七〇パーセント。九〇パーセントを越えていたからよく頑張っていると思うが、石松はそうは思わない。救急患者を受け入れられなかった一〇パーセントはどんな理由で拒否したのか。それを限りなくゼロに近づけられないか。救急車で聖路加に運ばれてきた患者は全員受け入れたい。理想だという人もいるが、理想はすべて実現したい。

二〇一六年一一月、石松は軽い脳梗塞を起こして、自らの聖路加に入院した。朝の全体会議のとき自分の発言に違和感があり、昼過ぎにMRI検査の結果、即入院となった。五日間で退院となったが、この間、入院患者の立場で改めて聖路加国際病院を見直すことができて良かったと思っている。良い病院だと振り返って確信したと言い切る。「何かあったら聖路加にきてほしい」。今年還暦を迎えるが、定年の六五歳まであと五年の間に日野原重明が目指した理想の域まで到達したいと思っている。あくまで本気である。

文庫化が実現したきっかけは、昨年(二〇一九年)三月、東郷小巻広報課長(前聖路加看護大学・学長秘書)と会ったことから始まる。その日は三カ月に一度通う整形外科でかかりつけの辻壮市医師から膝に注射をしてもらう日であった。何がきっかけか緩和ケア病棟の話題になり、「僕なんかあんなシビアな病棟に行ったら半日も持たんよ。毎日のように人が亡くなっていくのだろう。あそこの医師や看護師はどうやって心の平穏を保っているのだろう」。辻はそう言って私の顔を見た。その日の午後、広報課長の東郷と昼食を共にしながら辻医師の話をすると、東郷は、その緩和ケア病棟の看護師長はまだ若い人なのですが素晴らしい人なのです、と語り始めた。学長秘書、広報課長として大学、病院で医師、看護師の大半を知っている東郷が言うのだから間違いない。しばらくして私は一〇階・緩和ケア病棟の高野真優子看護師長を紹介してもらった。秋田・由利本庄市出身の高野は、まだ少女のような面影を残す落ち着いた四〇歳を出たばかりの若い看護師であった。二四人の看護師の先頭に立つ。戦場のような職場でどうして平常心を保つことができるのか。辻医師の言葉が浮かぶ。この冷静沈着な看護師のすべてを知りたい。

高野は看護大の学生時代から、いやそれ以前から将来は看護師になり、それも病人を最後に見送る病棟で働きたいと考えていたというのだ。私に閃くものがあった。出版してから六年近くなる『聖路加病院で働くということ』にもう一章「緩和ケア病棟一筋高野真優子」を加えて文庫化できないかという発想である。その思いは次第に熱い塊のようになって膨らんでいった。まず高野看護師が取材に応じてくれるかどうかである。その間に岩波書店の担当者・田中朋子氏を口説き、高野看護師からも取材承諾の返事を得て、石松副院長と東郷広報課長に報告してお二人の了解もいただいた。この間が実に長く感じられた。

取材承諾後の高野真優子は、聞かれたことには何でも応えるとばかり、真正面から一時間でも二時間でも取材に応じてくれた。取材は一〇カ月に及んだ。その間に入院中の「病気になったら」の詩を紹介した神吉医師と高野看護師が一緒の写真が出てきた。高野が保存していて、見つけ出してくれたものである。二〇年近い前の住所に神吉医師のご家族がおられるかどうか分からなかったが『聖路加』の単行本と写真掲載のお願いの手紙を当時の住所に出したところ、ご子息から「写真掲載を喜んでお受けします」旨のお返事をいただいた。

高野真優子、石松伸一、東郷小巻、田中朋子の各氏と谷川侑子氏の教室の助手として開設当時から閉鎖のその日まで三五年間支え続けられた三上真理子さん、親族、友人の方々および神吉医師のご子息・尚男氏に感謝申し上げます。

取材中、細谷亮太先生から励ましのお葉書をいただいた。そういえば二年前に出した『老いぼれ記者魂』のタイトルは聖路加病院の廊下で行き合ったときに相談すると、「それがいい。ぴったりだ」と細谷翁は思わずひざを打って大笑いしたものである。

またコロナウイルス騒ぎの最中で、ご自身、腰部手術の直後という極めて厳しい時期であったにも関わらず、文庫解説を即座に引き受けて下さった山根基世さんは『長い命のために』を書いたとき以前から今日に至るまで友人というより、良きアドバイザーである。『長い命のために』がＮＨＫ特集で映像化されるに際し、長時間のナレーションを担当されたことも懐かしく思い出す。

今回の取材中に五八歳の若さで逝去されたＮＨＫ編成局主幹（前山口放送局長）坂井律子さんはじめ、聖路加国際病院・緩和ケア病棟で亡くなられたすべての方々、そして谷川侑子さんのご冥福を祈ります。

尚、医療関係者以外は一部を除き、仮名とさせていただきました。

二〇二〇年八月　コロナ禍騒ぎの特別な夏に。

著　者

# 解　説

山根基世

この本が『聖路加病院で働くということ』というタイトルで発刊されたのは二〇一四年一〇月のこと。それから六年近く経った今、岩波現代文庫として再刊されるのには、何か運命的なものを感じずにいられない。この原稿を書いている二〇二〇年五月現在、世界中が、新型コロナウイルス感染拡大に脅え騒然としている。感染の危険の最前線で患者を救うために奮闘する医療従事者が大きな注目を集めている。

今このタイミングでこの本が出ることは、新型コロナウイルスによって今までにない体験をしている私たちに、医療という仕事の本質を見つめ、コロナ後にどんな社会を作って行くべきかを考えさせてくれる、大きな意味を持つと思う。

私ごとで恐縮だが、偶然にも、今年三月下旬、私は入院して腰の手術を受けた。一カ月近い入院の間、医師・看護師・理学療法士など大勢の医療関係者のみなさんのお世話になり、「医療」という仕事の尊さを身にしみて感じている。この本の内容が一段と胸に迫る思いだ。

三月下旬、私が手術を受けた日の夜のことは生涯忘れないだろう。三時間あまりに及ぶ大がかりな手術。手術そのものは成功した。とはいえ、全身痛みに覆われる。背骨に沿った傷があり仰向けには寝られない。右を向いても、左を向いてもすぐに身体が痛くなる。しかも自分では身体の向きを変えることができない。三月にしては暑い夜だった。熱を持つような痛みに汗をかきながら、ほとんど一睡もできなかった。

その日私を担当した看護師は、三〇歳前後とおぼしい女性だったが、一晩中ほぼ三〇分おきに様子を見に来てくれた。そーっと覗きに来て手術後の出血の状態など確かめ、私が目覚めているとわかると、「大丈夫ですか」とささやくように問いかけ、身体の向きを変えてくれる。眠れぬ長く苦しい夜、その静かで穏やかで温かい息づかいに、どれほど救われたかしれない。

四〇代の頃から腰痛に悩んできた私は、何軒もの病院を渡り歩いた。烈しい痛みが出ると五メートルが辛くて脚を引きずって歩いていたが、どの医師も、レントゲンやMRIの検査の後、痛み止めの薬を出して終わり。「他人《ひと》の痛いのは三年でも我慢できるからなぁ〜」と絶望的な気分になった。やっと一年前、「まず、その痛みを取りましょう」とすぐに痛みの処置をしてくれる医師に出会えた。彼は検査の結果を見せながら、私が相当重症で、いずれ手術が必要であることを丁寧に説明した。そして「でも大丈夫。ちゃんと治りますから、希望を持って！」と励ましてくれた。この医師でなければ、「腰の手術」を受ける気にはなれなかっただろう。患者の「痛み」に共感し、それを処置できる医師は、世の中そう多くはないことを痛感した。そして、医療の場で「言葉」がどれほど重要か、気づかされた。

結局、患者やその家族、そして彼らに関わる大勢のスタッフたちとの信頼関係を築く力が、医療の現場では問われるのだ。中でも大切なのは言葉の力、人間力ともいえる広い意味での「言葉の力」ではないか。本書『聖路加病院　生と死の現場』を読んで一番強く感じたのも、そのことだった。

とりわけ小児科医・細谷亮太さんの、小児がんの子どもたちやその家族との接し方には感心した。彼は、「がんを患う子どもたちに病名を伝える」ことを始めた、おそらく日本で最初の人らしい。ＮＨＫを定年退職した後、アナウンサー時代の体験を生かして「子どもの言葉を育てる」活動を続け、大勢の子どもたちと関わっている私は、子どもが、阿呆な大人よりはるかに聡明であることをよく知っている。「子どもはうわべの言葉よりも鋭いカンを持っている。「大丈夫だよ」と心から言えば、それだけで元気になる」という細谷さんの言葉は、まさに私の実感でもある。それだけに、がんの子どもたちに向きあうとき、どれほど覚悟が要るか。大人でも、インフォームドコンセントの真意を理解していない医師から、心ない言葉で病名や余命などを告知され傷ついた患者の話はたくさん聞いている。子どもに「がん」をいったいどんな言葉で伝えるのか。

白血病とはどういう病であるかを、子どもたちにわかる言葉で伝えている『君と白血病――この一日を貴重な一日に』という本は、英語の原作を細谷さんが翻訳したもの。日本ではまだインフォームドコンセントがほとんど理解されていなかった一九八二年に発刊されている。この本の「訳者まえがき」で細谷さんは、アメリカ留学中、初めて告知をしたときの体験を記している。

初めてこういう話をしたのは、メキシコ人の一三歳の少年とその家族にでした。話が進むにつれてその子の目から涙があふれてきて、慎重に言葉を選んで話している私まで本当に辛く、やりきれない気持ちになったのを覚えています。でもその子は最後に気を取り直した様子で「がんばれば、なおるね」と問いかけてきました。「そうさ、なおるためには頑張らなくちゃ」と答えてあげると、涙を拭いてウィンクをして見せてくれました。

細谷さんの話を聞く少年の心の動きが伝わり、胸を打たれる。失礼ながら、留学前に英語の試験でつまずいた細谷さん、英語での表現力が高かったとは思えない。少年が心を動かしたのは、細谷さんの英語が美しかったからではないはず。メキシコ人の少年が日本人医師の言葉で、白血病という自分の病を受け入れ、治ると希望を抱いたのはなぜだろう。私たちは、歌詞の意味も理解できない外国語の歌を聞いて涙することがあるが、それはなぜか。それは、歌い手が、自分の魂を揺さぶって歌っているからなのだ。細谷さんは、全身全霊こめて、魂を揺さぶって少年に話をしたに違いない。そのとき、初めてその言葉は少年の心に届き、二人の心が響きあう。そして少年は白血病という病に主体的に向きあうことができる。それは治療に良い結果をもたらすに違いない。細谷さんの「言葉の力」は、魂こめて語る「誠実さ」と言いかえることもできるだろう。

聖路加病院に私は、かねてから親しみを感じていた。長く院長を務めた日野原重明さんには、インタビューさせていただいたこともあるし、その次男、直明さんとは一九七一年ＮＨＫに入局した同期生で、親しい友人として長いつきあいがあった。長命の父親が亡くなった二年後、二〇一九年に、父の後を追うように亡くなってしまったが、優れた番組を数多く制作したディレクター／プロデューサーだった。彼は報道系の部署に所属していたが、調査報道で社会問題を告発するというよりは、あくまで共感する人物に焦点を当てた人間ドキュメントが得意だった。共同提案という形で私も制作に関わった「老友へ」という番組は、日本を代表する彫刻家、佐藤忠良と舟越保武、二人の六〇年にわたる友情を描くもので、NHKスペシャルとしては異色の番組だった。その人間に向ける深く温かいまなざしは、彼が敬虔なクリスチャンであることと切り離せない気がした。偉大な親を持つ子どもは、往々にして親に反抗し批判の目を向けることが多いが、直明さんが父を批判するのを聞いたことは一度もない。日曜日、一緒に教会に通う家族には、信仰が太い絆になっているのだろうと思った。

そもそも聖路加病院は、アメリカ聖公会から派遣された宣教医師トイスラーが、「キリスト教の「愛の心」が人の悩みを救うために働き」、理想的な医療が実現することを目指して一九〇一年に診療を始めた病院。創業の精神は、その組織の性格を決定づけ、何代院長が替わろうとも受け継がれていく。この本に登場する人物五人にも、クリスチャンではなくとも「聖路加色」とでも呼びたくなるような共通の資質を感じる。理想的な医療を目指す「愛の心」と言おうか。

一九九二(平成四)年、「訪問看護科」のトップとして抜擢された押川真喜子さんにも、それを感じる。宮崎県・延岡の老舗デパート社長の娘として育った「お嬢様」が、東京の聖路加看護大学で最初に入院患者の排泄援助の実習を受けたときのこと。「大学にお金を払って入り、人のウンチの世話をさせられている」と両親に泣きながら電話をしたとか。その人が、やがて看護に必要なさまざまな技術を身につけ、患者に接する中で成長し、リーダーシップを発揮していく様子は、NHK朝の連続テレビ小説のヒロインの姿を見るようだ。訪問看護師の究極の仕事は「在宅死」を看取ることだという。本人や家族の意思で延命処置を一切しない在宅での最期は、命が尽きていく様をただ見守るしかない、そんな苛酷な仕事だ。そこでのプロフェッショナルとは、どういうことだろう。医療の現場では、必要な専門的な知識や技術を身につけることは大前提だ。プロに求められるものはその先にある。

印象深いのは、細谷亮太さんに協力を求められて訪問看護に通うようになった昌子ちゃん、悪性腫瘍に苦しむ小学六年生の女の子とのエピソードだ。訪問看護が始まって間もなく病状が悪化しはじめる。すっかり身体の弱った昌子ちゃんが押川さんに聞く。「私、いつになったら治るのかな?」「いつまで頑張ればいいの?」言葉に窮してつい「じゃあ細谷先生に聞いてみようね」と押川さんは答える。

押川は答えるのが辛いところを細谷にゆだねてしまった。主治医の細谷はこの場にいない。今、患児と相対しているのは自分である。訪問看護師の責任で、自分の言葉で話すべきではなかったか。なぜ逃げてしまったのか。押川は自分を責めた。

昌子ちゃんと押川さんの会話を聞いていたお母さんが隣の部屋で泣き始める。そのそばで押川さんも、ただ泣いていたという。看護に大切なのは流暢な言葉で慰めることだろうか。むしろ、決して表面的な安易な慰めを口にできない押川さんの不器用さに、誠実さを感じる。何度修羅場をくぐっても、患者やその家族の気持ちをわがこととして「感じる心」を失わないこと、初心を忘れないのがプロフェッショナルなのかもしれない。

聖路加看護大学の学長を務めた井部俊子さんの生き方や発言をみていくと、「看護」という仕事の奥深さや大きさが見えてくる。看護主任になった後、自ら休暇をとってアメリカの病院に視察に行ったり、大学を出て一一年経って、聖路加看護大学に新しくできる大学院へ入り直したりしている。看護とは、常に学び続け思考を深めていかなければ務まらない高度な仕事だという認識があるからだろう。それだけこの職業に愛情や誇りを持っている。その思いから、看護師のトップ・看護部長時代の井部さんは、患者にとって病院が居心地の良い場所であると同時に、後輩の看護師たちにとって安心して働ける場でもあるように、次々に病院を改革していく。

まず現場の声を聴くのが井部さんのやり方だ。患者の家族がパワハラめいた言動で看護師を悩ませ続けているケースでは、「これからは、できないことはできないと、はっきり言うべきだ。それによってどんなことが起きても私が責任を持つ」と言い放つ。

「私が責任を持つ」と言ってくれる上司がどれほど心強いか。

「このような場合、一方的に看護師が譲歩する場合が多いが、大声を出す人に平伏してはいけない。逆に、小声の人に尊大になってはいけない」……井部さんの言葉に胸のすく思いがする。

井部さんは、「医療はひとつのサービスビジネス、顧客(患者)の満足はどこにあるかをきちっと知らなければいけない」という理念を持って病院経営に参画する、優れた経営者でもある。同時に、現場の人々を意思決定の場に参加させたり、病院内の情報を広く公開したり、組織の民主化に努める優れた組織運営者でもある。さらに、自ら知識や技術を高め、自分の頭でものを考える自立した看護師を育てる、優れた教育者でもある。

彼女は小手先の変化ではなく、大きな「しくみ」を改革しようとした。そこには病院を、患者も看護師も医師も、皆が「対等で公平で安心していられる場」にするのだという信念が窺える。そういう改革がくり返されてきたのが聖路加病院なのだろう。

創立精神を明確に受け継いでいるという意味では、「石松キリスト」とあだ名される救急部長・石松伸一さんこそ、この病院を象徴する人物ではないか。敬虔なクリスチャンであり、聖路加の中でも最も忙しい立場にありながら、仲間とボランティアグループを作り、被災地や山谷地区の路上生活者支援などにかけつけている。彼は、院内の医師、看護師、職員に向けた講演で、「山谷で懸命に生きる人たちに会うことで、明日からも頑張ろうというエネルギーを得られる」と、こんなふうに語りかける。

一度、皆さんも山谷に行って下さい。聖路加で働く意味や意義を再発見できます。この病院はトイスラーが理想的な医療を実現しようとして創った病院です。必ずしもクリスチャンである必要はありません。しかし、基本にある精神は「愛の心」「より良い医療」を目指す病院なのです。それが「ブランド」とか「富裕層対象」となりはじめたあたりから、聖路加の本質と現実の乖離がはじまったのです。ここらでもう一度原点に返るべきです。

一八年通った山谷地区で感じた、石松さんの心情がほとばしる言葉。「医療」や「看護」の本質、医療の現場は、かくあってほしいと誰もが願う原点が語られている。

緩和ケア病棟の存在もまた、聖路加の精神を象徴するものだろう。多くの場合、病で死を覚悟した人の痛み・苦しみを緩和して、患者や家族を精神的に支え、穏やかな最期のときを過ごしてもらう場所だ。その看護師長・高野真優子さんは、「患者の気持ちってこんなものだよ」と言って、ある患者から渡された文章を大切に持っている。晴佐久昌英神父の書いた「病気になったら」という長い詩で、「病気になったら　どんどん泣こう」から始まり、「病気になったら　必ず治ると信じよう（中略）あきらめずに道をさがし続けよう　奇跡的に回復した人はいくらでもいる」と励ますフレーズも入っている詩だ。

まだ四〇代に入ったばかりの高野さんには、病を得て死と向きあう高齢者の気持ちを想像するのは容易ではない。高野さんは、深い共感を覚えたこの詩を、緩和ケア病棟にいる患者の心境を理解する手がかりとして肝に銘じる。やがて七〇歳の谷川侑子さんという患者が、進行した膵臓がんで入院してきた。ヨーロッパに留学経験があり、教室を開いて生徒に教えてもいる美術家だ。高野さんは、この人にもこの詩を紹介した。「いいものを読ませてもらったわ」と谷川さんは涙を浮かべた。この詩を介して二人の心の距離は近づく。

谷川さんは、死を見つめて率直に問いかけてくる。

「私、あとどのくらいで死ぬの？」

「ねえ、高野さん。あなたは毎日、誰かが死んでいく野戦病院のようなところにいて、どうやって自分の心の安定を保っているの」

「あの詩の中に、病気になったら必ず治ると信じようというフレーズがあったわね。できるかぎりのことをして信じて待とう　まだ私にできることがあるの？　なにをすればいいの？」

緩和ケア病棟で看護をするとは、こういうことなのかと息を呑む思いがする。患者と看護師という関係を超え、人間対人間の精神的な深い関わりが求められる。表面的な言葉で慰めたりすれば、相手の尊厳を傷つけることにもなりかねない。こういう場面で発すべき正しい言葉はあるのだろうか。私ならどう応じるだろう。

カトリック司教・森一弘さんから聞いた、旧約聖書に出てくる「ダバール」という言葉を思い出す。「ダバール」とは、ヘブライ語で「言葉」という意味を持つ名詞だが、日本語で使う「言葉」とは少し意味が違うようだ。自分の思いや考えを伝えたり、人とのコミュニケーションのために使う言葉というよりも、その言葉を発した人物の内面に焦点が当たっている。「ダバール」には本来「内側から押し出されてくる息吹」「吹き出してくる息吹」という意味がある。同じ言葉でも、温かい心から発せられれば、人を温めたり慰めたり勇気づけたりするが、冷たい心からだと、人を傷つけたり絶望させたりする言葉になる。どんな心持ちで発せられたのかで、聞く人にとって言葉はまるで違う意味を持つ。ヘブライ語の「ダバール・言葉」には言葉を発するその人の「ありよう」が示されているのだという。緩和ケア病棟で求められるのは、いわゆる言葉の力ではなく、人間としての「ありよう」が問われる「ダバール」の力だろう。患者に深い共感を持ち誠実に寄りそうとき、その人の全身から温かいオーラが吹き出すだろう。それこそが、患者もハッキリと受けとめることのできる「ダバール・言葉」ではないか。

聖路加病院で働く五人を取材したこの本には、なんと「ダバール」が満ちていることだろう。どの人も皆、体験に裏づけられた正直な言葉、自ら思考を深めてたどりついた哲学・世界観、患者や同僚に深い共感を寄せた温かい言葉を語っている。どれも、心の底から吹き出したような言葉で、一言一句に血が通っている。その言葉から、医療の現場で生きるひとり一人の生身の人間像が感じ取れる。彼らの言葉の総体が、これからのあるべき医療の姿を示しているようにも思える。

ノンフィクション作家・早瀬圭一さんは、彼らから聞き出した彼らの言葉を、彼らに乗り移ったようにリアルに綴っている。私は、早瀬さんがまだ毎日新聞社にいて、『長い命のために』という作品で大宅壮一ノンフィクション賞を受賞された頃から存じ上げている。毎日新聞社を定年退職後も、独自の視点で数多の優れたノンフィクション作品を生み出しておられるが、いずれも、ブルドーザーのような取材力で集めた膨大な素材を元に、日常の暮らしのディティールから繊細な心の機微までを緻密に書いていく早瀬流が貫かれている。この作品でも、その手法は変わらない、五年がかりでねばり強く取材したという。だが、これまでの作品とは何かが違う、微妙な肌触りの違いを感じた。
あとがきを読んで謎が解けた。原稿を書き始めるに当たって東大大学院での臨床死生学・倫理学研究会の授業を受け始め、この授業から多くの刺激と教示を受けたという。それがこの作品の目に見えない厚みになっているのを感じる。八〇歳になろうとする早瀬さんが「生と死」について学び始めたという、その真摯な姿勢に頭が下がる。この本は、大切なことを伝えたいという情熱に突き動かされた早瀬さんの「ダバール」そのものといえよう。

（アナウンサー・元NHKアナウンス室長）

本書は『聖路加病院で働くということ』(岩波書店、二〇一四年一〇月刊行)に書き下ろしの第五章と「岩波現代文庫版あとがき」「解説」を増補したものである。

聖路加病院　生と死の現場

2020 年 8 月 18 日　第 1 刷発行

著　者　早瀬《はやせ》圭一《けいいち》

発行者　岡 本　厚

発行所　株式会社 岩波書店
〒101-8002 東京都千代田区一ツ橋 2-5-5

案内 03-5210-4000　営業部 03-5210-4111
https://www.iwanami.co.jp/

印刷・精興社　製本・中永製本


ISBN 978-4-00-603321-7　　Printed in Japan

# 岩波現代文庫創刊二〇年に際して

二一世紀が始まってからすでに二〇年が経とうとしています。この間のグローバル化の急激な進行は世界のあり方を大きく変えました。世界規模で経済や情報の結びつきが強まるとともに、国境を越えた人の移動は日常の光景となり、今やどこに住んでいても、私たちの暮らしは世界中の様々な出来事と無関係ではいられません。しかし、グローバル化の中で否応なくもたらされる「他者」との出会いや交流は、新たな文化や価値観だけではなく、摩擦や衝突、そしてしばしば憎悪までをも生み出しています。グローバル化にともなう副作用は、その恩恵を遥かにこえていると言わざるを得ません。

今私たちに求められているのは、国内、国外にかかわらず、異なる歴史や経験、文化を持つ「他者」と向き合い、よりよい関係を結び直してゆくための想像力、構想力ではないでしょうか。

新世紀の到来を目前にした二〇〇〇年一月に創刊された岩波現代文庫は、この二〇年を通して、哲学や歴史、経済、自然科学から、小説やエッセイ、ルポルタージュにいたるまで幅広いジャンルの書目を刊行してきました。一〇〇〇点を超える書目には、人類が直面してきた様々な課題と、試行錯誤の営みが刻まれています。読書を通した過去の「他者」との出会いから得られる知識や経験は、私たちがよりよい社会を作り上げてゆくために大きな示唆を与えてくれるはずです。

一冊の本が世界を変える大きな力を持つことを信じ、岩波現代文庫はこれからもさらなるラインナップの充実をめざしてゆきます。

（二〇二〇年一月）

## 岩波現代文庫［社会］

S302
### 機会不平等
斎藤貴男

機会すら平等に与えられない〝新たな階級社会の現出〟を粘り強い取材で明らかにした衝撃の著作。最新事情をめぐる新章と、森永卓郎氏との対談を増補。

S303
### 私の沖縄現代史
―米軍支配時代を日本〈ヤマト〉で生きて―
新崎盛暉

敗戦から返還に至るまでの沖縄と日本の激動の同時代史を、自らの歩みと重ねて描く。日本〈ヤマト〉で「沖縄を生きた」半生の回顧録。岩波現代文庫オリジナル版。

S304
### 私の生きた証はどこにあるのか
―大人のための人生論―
H・S・クシュナー
松宮克昌訳

私の人生にはどんな意味があったのか？　人生の後半を迎え、空虚感に襲われる人々に旧約聖書の言葉などを引用し、悩みの解決法を提示。岩波現代文庫オリジナル版。

S305
### 戦後日本のジャズ文化
―映画・文学・アングラ―
マイク・モラスキー

占領軍とともに入ってきたジャズは、アメリカそのものだった！　映画、文学作品等の中のジャズを通して、戦後日本社会を読み解く。

S306
### 村山富市回顧録
薬師寺克行編

戦後五五年体制の一翼を担っていた日本社会党は、その誕生から常に抗争を内部にはらんでいた。その最後に立ち会った元首相が見たものは。

S307
## 大逆事件
―死と生の群像―
田中伸尚

天皇制国家が生み出した最大の思想弾圧「大逆事件」。巻き込まれた人々の死と生を描き出し、近代史の暗部を現代に照らし出す。〈解説〉田中優子

S308
## 「どんぐりの家」のデッサン
漫画で障害者を描く
山本おさむ

かつて障害者を漫画で描くことはタブーだった。漫画家としての著者の経験から考えてきた、障害者を取り巻く状況を、創作過程の試行錯誤を交え、率直に語る。

S309
## 鎖塚
―自由民権と囚人労働の記録―
小池喜孝

北海道開拓のため無残な死を強いられた囚人たちの墓、鎖塚。犠牲者は誰か。なぜその地で死んだのか。日本近代の暗部をあばく迫力のドキュメント。〈解説〉色川大吉

S310
## 聞き書 野中広務回顧録
御厨貴
牧原出 編

二〇一八年一月に亡くなった、平成の政治をリードした野中広務氏が残したメッセージ。五五年体制が崩れていくときに自民党の中で野中氏が見ていたものは。〈解説〉中島岳志

S311
## 不敗のドキュメンタリー
―水俣を撮りつづけて―
土本典昭

『水俣―患者さんとその世界―』『医学としての水俣病』『不知火海』などの名作映画の作り手の思想と仕事が、精選した文章群から甦る。〈解説〉栗原彬

# 岩波現代文庫[社会]

S312
増補 隔離 ―故郷を追われたハンセン病者たち―
徳永進

らい予防法が廃止され、国の法的責任が明らかになった後も、ハンセン病隔離政策が終わり解決したわけではなかった。回復者たちの現在の声をも伝える増補版。〈解説〉宮坂道夫

S313
沖縄の歩み
国場幸太郎
新川明
鹿野政直 編

米軍占領下の沖縄で抵抗運動に献身した著者が、復帰直後に若い世代に向けてやさしく説き明かした沖縄通史。幻の名著がいま蘇る。〈解説〉新川明・鹿野政直

S314
ぼくたちはこうして学者になった ―脳・チンパンジー・人間―
松本元
松沢哲郎

「人間とは何か」を知ろうと、それぞれ新たな学問を切り拓いてきた二人は、どのような生い立ちや出会いを経て、何を学んだのか。

S315
ニクソンのアメリカ ―アメリカ第一主義の起源―
松尾文夫

白人中産層に徹底的に迎合する内政と、中国との和解を果たした外交。ニクソンのしたたかな論理に迫った名著を再編集した決定版。〈解説〉西山隆行

S316
負ける建築
隈研吾

コンクリートから木造へ。「勝つ建築」から「負ける建築」へ。新国立競技場の設計に携わった著者の、独自の建築哲学が窺える論集。

2020.8

S317
全盲の弁護士　竹下義樹
小林照幸
視覚障害をものともせず、九度の挑戦を経て弁護士の夢をつかんだ男、竹下義樹。読む人の心を揺さぶる傑作ノンフィクション！

S318
一粒の柿の種
―科学と文化を語る―
渡辺政隆
身の回りを科学の目で見れば…。その何と楽しいことか！　文学や漫画を科学の目で楽しむコツを披露。科学教育や疑似科学にも一言。〈解説〉最相葉月

S319
聞き書　緒方貞子回顧録
野林健
納家政嗣 編
「人の命を助けること」、これに尽きます――。国連難民高等弁務官をつとめ、「人間の安全保障」を提起した緒方貞子。人生とともに、世界と日本を語る。〈解説〉中満　泉

S320
「無罪」を見抜く
―裁判官・木谷明の生き方―
木谷　明
山田隆司
嘉多山宗 聞き手・編
有罪率が高い日本の刑事裁判において、在職中いくつもの無罪判決を出し、その全てが確定した裁判官は、いかにして無罪を見抜いたのか。〈解説〉門野　博

S321
聖路加病院　生と死の現場
早瀬圭一
医療と看護の原点を描いた『聖路加病院で働くということ』に、緩和ケア病棟での出会いと別れの新章を増補。〈解説〉山根基世